高等医学院校本科改革教材

供护理、助产及其他医学类专业使用

普通高等院校应用型人才培养规划教材

本教材承湖北文理学院协同育人专项经费资助

护理技能综合应用及临床思维训练

主　编　朱华云　襄阳市中心医院（湖北文理学院附属医院）

副主编　邱　丽　襄阳市中心医院（湖北文理学院附属医院）

　　　　龚　俊　襄阳市中心医院（湖北文理学院附属医院）

　　　　周凤勤　襄阳市中心医院（湖北文理学院附属医院）

　　　　张晓红　襄阳市中心医院（湖北文理学院附属医院）

　　　　魏小丽　襄阳市中心医院（湖北文理学院附属医院）

　　　　涂慧慧　襄阳市中心医院（湖北文理学院附属医院）

　　　　徐永兰　襄阳市中心医院（湖北文理学院附属医院）

　　　　尹艳华　襄阳市中心医院（湖北文理学院附属医院）

　　　　彭　胜　襄阳市口腔医院

U0206564

西南交通大学出版社

·成都·

图书在版编目（ＣＩＰ）数据

护理技能综合应用及临床思维训练 / 朱华云主编
. 一成都：西南交通大学出版社，2019.6（2022.12 重印）
普通高等院校应用型人才培养规划教材
ISBN 978-7-5643-6895-1

Ⅰ . ①护… Ⅱ . ①朱… Ⅲ . ①护理学 – 高等学校 – 教材 Ⅳ . ①R47

中国版本图书馆 CIP 数据核字（2019）第 101867 号

普通高等院校应用型人才培养规划教材

护理技能综合应用及临床思维训练

	责任编辑 / 李　伟
主　编 / 朱华云	助理编辑 / 姜远平
	封面设计 / 何东琳设计工作室

西南交通大学出版社出版发行

（四川省成都市金牛区二环路北一段 111 号西南交通大学创新大厦 21 楼　610031）
发行部电话：028-87600564　028-87600533
网址：http://www.xnjdcbs.com
印刷：成都蜀雅印务有限公司

成品尺寸　185 mm×260 mm
印张　7.25　字数　177 千
版次　2019 年 6 月第 1 版　印次　2022 年 12 月第 4 次

书号　ISBN 978-7-5643-6895-1
定价　29.00 元

课件咨询电话：028-81435775

前 言

　　本书以典型病例为主线，在健康评估的基础上重点考核护理本科专业学生的临床思维能力和操作技能，目的在于提高我国高等护理教育临床技能教学水平，提升护理学专业学生的临床护理实践能力，以适应医疗卫生事业改革需要和人民群众不断增长的健康需求。

　　目前，国内尚没有针对全国护理专业本科临床技能大赛的专门教材和参考书籍出版。为提高参赛水平，提升护理学本科实践教学水平，本书作为全国护理专业本科临床技能大赛参考教材，按照全国高等医学教育学会护理教育分会《第二届全国护理专业本科临床技能大赛赛事规程》相关要求，根据专业人才培养目标需要，选取附属医院临床典型病例，具有区域性医疗特色；以案例（病例）为主线，将理论知识、人文素养与护理操作技能有机结合；以问题为导向，以案例为切入点，吸引学生阅读思考，让学生动脑动手解决问题，重点提高学生在分析问题、解决问题的过程中的临床思维和实践创新能力。本书适合我国高等医学院校护理、助产等专业的本科学生，高等专科、高等职业教育院校学生，临床护理工作者及教师参考使用，临床医学专业也可酌情选用。

　　本书各位编委具体编写分工如下：朱华云（前言、目录、附录、全书审核）、邱丽（第一章）、龚俊（第二章）、周凤勤（第三章）、张晓红（第四章）、魏小丽（第五章）、涂慧慧（第六章）、徐永兰（第七章）、尹艳华（第八章）、彭胜（参考文献、校对）。

　　注：1 mmHg=0.133 kPa

　　qh：每小时一次；qd：每天一次；bid：每天二次；tid：每天二次；

　　qid：每天四次；q8d：每八小时一次。

　　本书编写工作得到学校、附属医院领导及老师的关心、支持和帮助，在此表示诚挚的谢意。本书虽经多次讨论修改和审校，仍难免出现疏漏之处，恳请广大读者提出宝贵意见并予以批评指正，以利于我们今后不断改进。

朱华云

2019 年 1 月

目 录

第一部分 内科护理学

项目一 神经系统患者案例分析

患者，男，70岁，因"突发肢体无力2小时，意识障碍2小时"于凌晨急诊入院，行头颅 CT 检查示：双侧基底节区多发性脑梗死。查体：体温 37.0 ℃，脉搏 86 次/分，呼吸 18 次/分，血压 160/90 mmHg；呼之不应，不言语，按压眶上神经出口处有回避动作及痛苦表情，双侧瞳孔等大等圆直径 3 mm，对光反射灵敏，眼球活动检查不配合，双侧鼻唇沟基本对称，余颅神经查体不配合；四肢肌张力增高，左侧上下肢疼痛刺激肌力 2 级，右侧上下肢疼痛刺激肌力 1 级，刺痛肢体屈曲反应，双肺呼吸音粗，未闻及明显干湿啰音，小便失禁。既往有高血压病、糖尿病、心脏病房颤病史。诊断：脑梗死，高血压病 3 级高危组，2 型糖尿病，心律失常房颤。医嘱给予重症护理、吸氧、心电监护、留置胃管及尿管，20%甘露醇 250 mLq8h 静脉滴注。

问题1：按照轻重缓急的原则列出患者的 4 个护理问题（共 40 分，每个护理问题 10 分，护理问题应符合标准答案中的内容，否则不得分）。

问题2：根据患者存在的护理问题，列出不少于 4 项主要护理措施（共 60 分）。

问题3：结合患者病情及医嘱列出并完成 3 项临床操作（此处不计分）。
  （1）
  （2）
  （3）

答案：

【护理问题】（共 40 分）。

（1）急性意识障碍：脑组织受损、功能障碍（呼之不应，不言语）（10 分）。

（2）排尿障碍：小便失禁（10 分）。

（3）吞咽障碍：呼之不应（10 分）。

（4）躯体活动障碍：左侧上下肢疼痛刺激肌力 2 级，右侧上下肢疼痛刺激肌力 1 级（10 分）。

【护理措施】

（1）严密监测并记录患者生命体征及意识、瞳孔变化；观察患者有无恶心、呕吐及呕吐物的性状与量，观察有无脑疝的早期表现（10 分）。

（2）保持患者呼吸道通畅，平卧头侧位，开放气道，及时清除呼吸道分泌物，必要时吸痰（10分）。

（3）建立静脉通道，遵医嘱给予20%甘露醇快速静脉滴注（10分）。

（4）留置导尿，记录24小时出入量（10分）。

（5）评估病人吞咽功能，有无营养障碍，留置胃管，鼻饲饮食，防止误吸、窒息（10分）。

（6）卧气垫床，保持床单位清洁，协助病人翻身、拍背，保持口腔清洁，肢体良肢位摆放，床栏保护，防坠床（10分）。

【应选择的临床操作】心电监护—静脉输液—鼻饲。

【知识拓展】

（1）水试验如何做？

答：患者取端坐位，喝下30 mL开水，观察所需时间和呛咳情况。

（2）洼田饮水试验疗效判断标准是什么？

答：1级（优）：表现为能顺利地一次将水饮下；2级（良）：表现为分2次以上，能不呛咳地咽下；3级（中）：表现为能1次咽下，但有呛咳；4级（可）：分2次以上咽下，但有呛咳；5级（差）：频繁呛咳，不能全部咽下。当评估≥3级时考虑留置鼻胃管或鼻肠管。

项目二　消化系统患者案例分析

患者，男，87岁，因"腹痛、腹胀、嗳气3月余，加重伴双下肢水肿4天"入院。查体：体温36.5 ℃，脉搏92次/分，呼吸23次/分，血压106/60 mmHg，全腹部持续性腹痛腹胀，伴反酸嗳气恶心呕血。神志清楚，贫血貌，进食极少，腹膨隆，腹肌稍紧，全腹部压痛，无反跳痛，移动性浊音（+），肠鸣音减弱，双下肢中度水肿。上腹CT提示：胰腺肿瘤。既往高血压病史30年。诊断：胰头占位，胰腺肿瘤可能，双下肢水肿待查，腹腔积液，胆总管支架置入术后。医嘱给予心电监护、吸氧、记录24小时尿量，告病重，奥曲肽0.3 mg静脉泵入。

问题1：按照轻重缓急的原则列出患者的4个护理问题（共40分，每个护理问题10分，护理问题应符合标准答案中的内容，否则不得分）。

问题2：根据患者存在的护理问题，列出不少于4项主要护理措施（共60分）。

问题3：结合患者病情及医嘱列出并完成3项临床操作（此处不计分）。

（1）

（2）

（3）

答案：

【护理问题】（共 40 分）。

（1）疼痛：腹痛，腹腔积液（10 分）。

（2）清理呼吸道无效：恶心呕血（10 分）。

（3）有体液不足的危险：水肿、呕吐、呕血（10 分）。

（4）活动无耐力：水肿、呕吐，水电解质丢失（10 分）。

【护理措施】

（1）密切监测患者腹痛部位、性质、程度、发作时间、频率、持续时间和转归，以及相关疾病其他临床表现；病人绝对卧床休息，协助病人取弯腰、前倾坐位或屈膝侧卧位，以缓解疼痛，使用床栏，防坠床（15 分）。

（2）用药护理：根据医嘱用药。急性剧烈腹痛诊断未明时，不可随意使用镇痛药物（15 分）。

（3）测量生命体征，准确记录每天尿量，记录呕吐物的性质和量（15 分）。

（4）卧床休息，暂禁食水，呕吐时帮助患者坐起或侧卧，头偏向一侧，以免误吸。坐起时动作缓慢，以免发生直立性低血压（15 分）。

【应选择的临床操作】心电监护—静脉输液—吸氧。

【知识拓展】

（1）为什么使用奥曲肽药物要持续静脉泵入？

答：奥曲肽是一种较为常见的抑制胰腺分泌的药物，作用于血管可将内脏血流量减少并将门静脉高压降低。同时，奥曲肽药物作为人工合成生长抑制素，与内源性生长抑制素有着类似作用，并且更加持久。微量注射泵持续注射奥曲肽，药物进入体内将更加持久、均匀与精确，并能对输注速度灵活调整，维持有效的血药浓度，减少药物体内堆积而引发的毒副反应，用药更安全。

（2）微量注射泵使用中有哪些注意事项？

答：① 如果使用过程中出现报警情况，应及时消除报警，最常见的报警为管道堵塞和药液殆尽两种情况。

② 注射泵使用时若更换药液，应先夹闭静脉通路，暂停注射泵运行，关闭患者端三通，迅速更换注射器，泵运转正常后再开放患者端三通。

③ 安装注射器时不要用力旋转夹子及用力滑动推进器，以防药液过多进入体内。

项目三　泌尿系统患者案例分析

患者，男，64 岁，因"一月前水肿加重，伴食欲不振，恶心呕吐 1 天"入院。查体：体温 36.2 ℃，脉搏 80 次/分，呼吸 20 分，血压 177/121 mmHg，神清，颜面及双下肢、腹部均可见浮肿，双肺呼吸音粗，未闻及明显干湿啰音，心律齐，未及病理性杂音，腹软，无压痛，肝脾肋下未及，无咳嗽、咳痰、腹痛、腹泻、尿频、尿急、尿痛不适。肝功能：总蛋白 50.8 g/L，白蛋白 28.7 g/L↓；尿常规：尿蛋白 3+；血钾：7.71 mmol/L↑；尿素：43.5 mmol/L↑；肌酐：1283.3 μmol/L↑。既往 3 年前无明显诱因出现颜面下肢浮肿，为轻度凹陷性，规律透析治疗。诊断：慢性肾脏病 CKD5 期，高钾血症。医嘱给予血液透析，白蛋白静脉点滴。

问题 1：按照轻重缓急的原则列出患者的 4 个护理问题（共 40 分，每个护理问题 10 分，护理问题应符合标准答案中的内容，否则不得分）。

问题 2：根据患者存在的护理问题，列出不少于 4 项主要护理措施（共 60 分）。

问题 3：结合患者病情及医嘱列出并完成 3 项临床操作（此处不计分）。

（1）

（2）

（3）

答案：

【护理问题】（共 40 分）。

（1）潜在并发症：心律失常、心脏骤停（10 分）。

（2）活动无耐力：肌肉无力、软瘫（10 分）。

（3）体液过多：白蛋白 28.7 g/L，颜面及双下肢、腹部均可见浮肿（10 分）。

（4）营养失调：食欲不振，恶心呕吐（10 分）。

【护理措施】

（1）恢复血清钾水平：指导病人停用含钾药物，避免进食含钾量高的食物，遵医嘱用以对抗心律失常及降血钾药物，做好透析护理（10 分）。

（2）并发症的预防和急救：监测病人生命体征，监测病人血钾、心率、心律、心电图变化，出现异常，报告医生，出现心搏骤停，立即行心脑肺复苏（10 分）。

（3）注意衣着柔软、宽松。嘱患者定时翻身，保持床单位整洁干燥，保持皮肤清洁干燥，每班观察患者皮肤有无红肿破损（10 分）。

（4）体液过多的护理：① 卧床休息，抬高下肢。② 限制钠盐摄入，给予少盐饮食，每天 2 ~ 3g（10 分）。

（5）给予优质蛋白饮食 1.2 g/（kg·d），补充维生素 B、C 及叶酸；改善病人食欲（10 分）。

（6）各项检查治疗严格无菌操作（10 分）。

【应选择的临床操作】 生命体征监测—静脉输液—心电监护。

【知识拓展】

（1）什么是血液透析？

答：血液透析简称血透，是最常用的血液净化方法之一。血液透析是将病人血液与含一定化学成分的透析液分别引入透析器内半透膜的两侧，根据膜平衡原理，经弥散、对流等作用，达到清除代谢产物及毒性物质，纠正水、电解质及酸碱平衡紊乱的一种治疗方法。

（2）如何向血液透析患者行血管通路护理的指导？

答：①教会病人每天判断内瘘是否通畅，可用手触摸吻合口的静脉端，若扪及震颤，则提示通畅。

②保持内瘘局部皮肤清洁，每次透析前清洁手臂。

③透析结束当天保持穿刺部位清洁干燥。

④避免内瘘侧肢体受压、负重、戴手表，避免压迫内瘘侧肢体。

⑤避免碰撞等外伤。

项目四　内分泌系统患者案例分析

患者，女，20岁，因"多饮、多食、多尿、口干1月余"入院。查体：体温36.4 ℃，脉搏92次/分，呼吸20次/分，血压110/70 mmHg，神志清楚，体重60 kg（较发病前减轻5 kg），无其他不适症状。测随机手指血糖：12.49 mmol/L↑，尿葡萄糖3+↑，酮体1+↑，糖化血红蛋白10.5%。既往身体健康。诊断：1型糖尿病。医嘱完善血尿常规、肝肾功能等相关检查，给予普通胰岛素6单位静脉滴注控制血糖，监测手指血糖。

问题1：按照轻重缓急的原则列出患者的4个护理问题（共40分，每个护理问题10分，护理问题应符合标准答案中的内容，否则不得分）。

问题2：根据患者存在的护理问题，列出不少于4项主要护理措施（共60分）。

问题3：结合患者病情及医嘱列出并完成3项临床操作（此处不计分）。

（1）

（2）

（3）

答案：

【护理问题】（共40分）。

（1）营养失调：胰岛素分泌或作用缺陷导致多饮、多食、多尿，营养低于或高于机体需要量（10分）。

（2）潜在并发症：酮症酸中毒，血糖增高（10分）。

（3）潜在并发症：低血糖，使用胰岛素静脉滴注后诱发低血糖（10分）。

（4）知识缺乏：缺乏糖尿病的自我护理知识（10分）。

【护理措施】

（1）制订患者总热量摄入计划，合理三餐分配，应定时定量、低盐低脂饮食，严格限制各种甜食（15分）。

（2）严密观察和记录病人的生命体征、神志，定时监测血糖、电解质，出现酮症酸中毒立即开放两条静脉通路，确保液体和胰岛素的输入；心率快，给予氧气吸入（15分）。

（3）使用胰岛素过程中注意观察患者有无低血糖的临床表现，定时监测血糖，出现低血糖时，尽快给予糖分补充，了解低血糖发生的诱因，给予健康指导（15分）。

（4）采取多种方法对患者进行糖尿病知识健康指导，指导患者掌握饮食、运动治疗具体实施及调整的原则和方法，教会患者胰岛素注射方法，帮助患者树立战胜疾病的信心（15分）。

【应选择的临床操作】生命体征监测—静脉输液—吸氧。

【知识拓展】

（1）监测指端毛细血管血糖应如何正确选择采血部位？

答：监测指端毛细血管血糖首选无名指末端指尖侧面。指尖柔软部太靠近指甲，可增加感染的危险性。根据手指的血管走向，手指的固有动脉行走于掌面与侧面交界处并在指端吻合成网。采血部位要更替轮换，不要长期扎在同一个地方，以免引起疼痛，否则容易在穿刺部位形成瘢痕。

（2）监测指端毛细血管血糖的正确采血方法是什么？

答：不同的采血方法对血糖值的测量有直接影响。应避免用力挤血和过度按摩，因为用力挤血时，会挤出较多的组织液而将血液稀释，导致所测值假性偏低。自然流出法可以较好地保证血糖测量的准确性，手指消毒待干，针刺后血液自然流出，使血珠呈绿豆大小最佳。

项目五　血液系统患者案例分析

患者，男，83 岁，因活动后心慌、乏力伴头晕 2 天入院。查体：体温 36.8 ℃，脉搏 80 次/分，呼吸 20 次/分，血压 115/61 mmHg，神清，贫血貌，浅表淋巴结未及肿大，皮肤及巩膜无黄染，口腔黏膜完整无破溃，皮肤无出血点，胸骨压痛（－），双肺呼吸音清，未及干湿性啰音，心音有力，律齐，可闻及 2 级收缩样杂音，腹软，双下肢不肿。血细胞分析：白细胞 $1.51×10^9$/L↓；中性粒细胞 $0.5×10^9$/L↓；红细胞 $0.89×10^{12}$/L↓；血红蛋白 37 g/L↓；血小板 $6×10^9$/L↓。既往确诊再生障碍性贫血 10 余年。诊断：再生障碍性贫血，重度贫血。医嘱给予备血输血，红细胞悬液 6 单位输注纠正贫血，新鲜血小板 1 治疗量预防出血；给予酚磺乙胺注射液 1.5 g 静脉滴注，头孢美唑 2 g 静脉滴注。

问题 1：按照轻重缓急的原则列出患者的 4 个护理问题（共 40 分，每个护理问题 10 分，护理问题应符合标准答案中的内容，否则不得分）。

问题 2：根据患者存在的护理问题，列出不少于 4 项主要护理措施（共 60 分）。

问题 3：结合患者病情及医嘱列出并完成 3 项临床操作（此处不计分）。

　　（1）

（2）

（3）

答案：

【护理问题】（共40分）。

（1）有感染的危险：中性粒细胞减少为 $0.5×10^9$/L（10分）。

（2）活动无耐力：血红蛋白低，为 37 g/L，导致机体组织缺氧（10分）。

（3）有受伤的危险：出血与血小板减少（10分）。

（4）悲伤：病程长，反复住院（10分）。

【护理措施】

（1）预防感染：给予保护性隔离，指导患者绝对卧床休息，注意呼吸道、口腔、皮肤、肛周感染的预防（15分）。

（2）常规吸氧：2 L/分，改善组织缺氧（15分）。

（3）预防出血：做好皮肤、口鼻腔、眼底及颅内出血的病情观察及预防（15分）。

（4）心理护理：给予有效的心理疏导（15分）。

【应选择的临床操作】 吸氧—静脉输液—皮试。

【知识拓展】

（1）什么是成分输血？

答：成分输血是指将供血者血液的不同成分用科学方法分开，依据患者实际需要分别输入有关血液成分，包括红细胞、血浆、血小板、白细胞、干细胞、白蛋白、球蛋白、纤维蛋白原及冷沉淀提取凝血因子，此外，经处理后还可根据临床需要制成浓缩红细胞、洗涤红细胞、冷冻红细胞、红细胞悬液，以及浓缩粒细胞和浓缩血小板等。这种方式具有疗效好、副作用小、节约血液资源、便于保存和运输等优点。

（2）各种血液制品的种类及主要作用是什么？

答：①红细胞制品：浓缩红细胞、少白细胞红细胞、红细胞悬液、洗涤红细胞、冰冻红细胞，主要作用是增强运氧能力。

②白细胞制品：机器单采浓缩白细胞悬液，主要作用是提高机体抗感染能力。

③血小板制品：手工分离浓缩血小板和机器单采浓缩血小板，主要作用是止血。

④血浆制品：新鲜液体血浆、新鲜冰冻血浆、普通冰冻血浆和冷沉淀，主要作用是补充凝血因子，扩充血容量。

（3）各种血液制品的输注时间是多少？

答：①全血和红细胞：一个单位的全血或红细胞2小时以内输注结束。

②机采血小板或手工分离浓缩血小板应在30分钟以内输完。

③新鲜冰冻血浆或普通冰冻血浆融化后应在30分钟内输完。

项目六　循环系统患者案例分析

患者，男，60 岁，因"逐渐加重的活动后呼吸困难 5 年，病情加重伴下肢浮肿 1 个月"入院。查体：体温 36.8 ℃，脉搏 72 次/分，呼吸 20 次/分，血压 160/96 mmHg，神志清楚，半卧位，口唇发绀，颈静脉充盈，肝颈静脉反流征（＋），两肺叩诊清音，两肺底闻及细湿啰音，心界向两侧扩大，心律齐，心率 92 次/分，心前区闻及 3/6 级收缩期吹风样杂音；肝肋下 2.5 cm 有压痛，脾未及，移动浊音（－），双下肢明显压陷性水肿。5 年前剧烈运动后出现心悸、气短、胸闷，约休息 1 小时后缓解，以后体力逐渐下降，活动后感气短、胸闷，夜间有憋醒，无心前区疼痛。1 个月前感冒后咳嗽，咳白色黏液痰，气短明显，不能平卧，尿少，下肢浮肿。既往高血压史 20 余年，未正规治疗；吸烟 40 年，不饮酒。诊断：慢性心力衰竭。医嘱给予吸氧、心电监护、心电图检查、利尿剂、ACE 抑制剂和地高辛治疗。

问题 1：按照轻重缓急的原则列出患者的 4 个护理问题（共 40 分，每个护理问题 10 分，护理问题应符合标准答案中的内容，否则不得分）。

问题 2：根据患者存在的护理问题，列出不少于 4 项主要护理措施（共 60 分）。

问题 3：结合患者病情及医嘱列出并完成 3 项临床操作（此处不计分）。

（1）

（2）

（3）

答案：

【护理问题】（共 40 分）。

（1）气体交换障碍：呼吸面积减少、换气功能障碍，口唇发绀（10 分）。

（2）心输出量减少：胸闷、气短（10 分）。

（3）体液过多：水肿（10 分）。

（4）活动无耐力：组织耗氧量增加致活动无耐力（10 分）。

【护理措施】

（1）安置患者卧床休息，半卧位，给氧 1 ~ 2 L/min，心电监护（10 分）。

（2）做心电图监测（10 分）。

（3）给予低热量、低盐、清淡、易消化、产气少、富含维生素的食物（10 分）。

（4）遵医嘱给予利尿剂、ACE 抑制剂和地高辛，以降低血压和控制心力衰竭（10 分）。

（5）密切观察药物治疗效果和副作用（10 分）。

（6）正确记录 24 小时出入液量（10 分）。

【应选择的临床操作】吸氧—心电监护—静脉输液。

（1）为什么心力衰竭患者输液时要严格控制输液速度和输液量？

答：心力衰竭患者短时间输入过多液体，输液速度过快，可使回心血量急剧增加，心脏前负荷加重，进一步加重心力衰竭甚至导致肺水肿。心力衰竭患者均可使用输液泵进行静脉输液，严格控制输液速度。

（2）静脉输液速度如何控制？

答：输液速度应根据病情、年龄、药物性质、输液总量和输液目的等情况确定。通常情况下，成人滴速 40~60 滴/min，儿童及老人 20~40 滴/min。60 岁以上老年心肺疾病患者输液速度一般 20~30 滴/min，超过 5 滴/min 为输液速度过快，少于 5 滴/min 为输液速度过慢。

项目七　呼吸系统患者案例分析

患者，男，62 岁，因"发热、咳嗽、咳痰 3 天"入院。查体：体温 39.1 ℃，脉搏 120 次/分，呼吸 30 次/分，血压 140/90 mmHg，神志清楚，呼吸急促，桶状胸，双肺叩诊呈过清音，双肺均可闻及哮鸣音，右侧肺部可闻及湿性啰音和痰鸣音。血常规：白细胞 $15×10^9$/L，中性粒细胞 90%，淋巴细胞 15%；血气分析：PaO_2 52 mmHg，$PaCO_2$ 64 mmHg。既往吸烟史 35 年，反复咳嗽、咳痰 15 年。近 3 年来咳嗽、咳痰明显加重，伴喘息，稍活动即感胸闷气急，尤以冬季为甚。3 天前受凉后出现发热，咳嗽加剧，咳痰为黄脓痰不易咳出，气急，呼吸困难。诊断：慢性支气管炎急性发作，阻塞性肺气肿。医嘱给予吸氧、心电监护、头孢曲松 2 g 静脉滴注、动脉血气分析检查标准碳酸氢盐（SB）。

问题 1：按照轻重缓急的原则列出患者的 4 个护理问题（共 40 分，每个护理问题 10 分，护理问题应符合标准答案中的内容，否则不得分）。

问题 2：根据患者存在的护理问题，列出不少于 4 项主要护理措施（共 60 分）。

问题 3：结合患者病情及医嘱列出并完成 3 项临床操作（此处不计分）。

（1）

（2）

（3）

答案：

【护理问题】（共 40 分）。

（1）气体交换受损：喘息，气急，呼吸困难（10 分）。

（2）清理呼吸道无效：黄脓痰不易咳出，肺部听诊明显痰鸣音（10 分）。

（3）体温过高：体温 39.1 ℃（10 分）。

（4）活动无耐力：稍活动即感胸闷气急，发热（10分）。

【护理措施】

（1）密切监测患者生命体征及病情变化，观察症状，监测动脉血气，观察氧疗的效果
（15分）。

（2）指导患者深呼吸咳嗽，及时吸痰，清理呼吸道分泌物，保持呼吸道通畅，遵医嘱
给予抗感染药物（15分）。

（3）高热护理，遵医嘱物理降温，注意患者保暖，补充水分（15分）。

（4）休息与活动：取半卧位或舒适的体位，缓解患者紧张情绪，卧床休息（15分）。

【应选择的临床操作】吸氧—心电监护—动脉血气分析血液标本的采集。

【知识拓展】

（1）为什么要做动脉血气分析检查？

答：动脉血气分析是医学上常用于判断机体是否存在酸碱平衡失调以及缺氧和缺氧程度
等的检验手段，也是检测呼吸机治疗效果的重要指标。血气分析因其检查结果为临
床诊断和治疗急慢性呼吸衰竭、慢性阻塞性肺气肿、肺心病及各科危重病人救治提
供了及时准确的依据而被各科采用。

（2）采集动脉血气分析标本时，如何选择穿刺部位和进针角度？

答：股动脉管径粗，采血成功率高，但位置较深，且与静脉伴行，受体位影响，进针角
度为90°。桡动脉附近无重要的神经和血管，迷走神经分支少，不易发生神经血管损
伤，不会发生神经反射性血压低和心率降低，进针角度为 45°～60°。肱动脉管径较
粗，但有静脉伴行且周围软组织较多，不易压迫止血，进针角度为 45°～90°。足背
动脉采血成功率较低，可用于与桡动脉的交替穿刺，以减少同一部位穿刺的损伤，
进针角度为 45°～60°。

第二部分 外科护理学

项目一 骨折患者案例分析

患者，女，59 岁，因"车祸伤及右小腿，活动困难，出血肿胀，伴胸痛、胸闷、心慌、呼吸困难 6 小时"入院。查体：体温 36.6 ℃，脉搏 104 次/分，呼吸 24 次/分，血压 75/40 mmHg，嗜睡，双侧瞳孔等大等圆，对光反射灵敏。胸廓无畸形，双肺呼吸音差，可闻及湿啰音，心脏听诊未闻及病理性杂音，腹平，质软，无压痛、反跳痛，肠鸣音无异常。右足踝畸形、反常活动，可扪及骨擦感，足背动脉未触及，右足背可见长约 30 cm 皮肤纵行撕裂，活动性出血，足趾末梢循环差，自主活动差，大腿内侧可见青紫瘀斑。X 片显示：右侧腓骨下段、胫骨下段骨折，右跟骨骨折。CT 显示：多发肋骨骨折，创伤性湿肺。诊断：创伤性失血性休克、右踝开放性骨折、右下肢皮肤脱套伤，右跟骨骨折，多发肋骨骨折，创伤性湿肺。医嘱给予输入复方氯化钠 1 000 mL、聚明胶肽 1 000 mL；破伤风注射液皮试+肌肉注射，留置导尿，密切观察尿量；完善各项术前准备。急诊全麻下行"伤口清创+内踝复位内固定术+踝关节外固定术+VSD 冲洗引流手术"。

问题 1：按照轻重缓急的原则列出患者的 4 个护理问题（共 40 分，每个护理问题 10 分，护理问题应符合标准答案中的内容，否则不得分）。

问题 2：根据患者存在的护理问题，列出不少于 4 项主要护理措施（共 60 分）。

问题 3：结合患者病情及医嘱列出并完成 3 项临床操作（此处不计分）。

（1）

（2）

（3）

答案：

【护理问题】（共 40 分）。

（1）体液不足：右下肢开放性伤口活动性出血，血压 75/40 mmHg（10 分）。

（2）气体交换障碍：胸闷、心慌、呼吸困难（10 分）。

（3）有血管损伤的危险：足趾末梢循环差，足背动脉未触及，活动性出血（10 分）。

（4）皮肤完整性受损：右足背可见长约 30 cm 皮肤纵行撕裂（10 分）。

【护理措施】（共 60 分）。

（1）密切观察患者生命体征的变化，立即建立静脉双通路输液，遵医嘱给予抗感染，止血，抗破伤风等处理（15 分）。

（2）保持患者呼吸道畅通，持续低流量吸氧；遵医嘱留置导尿，密切观察尿量情况（15 分）。

（3）协助医生进行伤口止血包扎处理，密切观察患肢血运、感觉、运动情况（15 分）。

（4）积极完善各种术前准备，做好各种护理评估及记录（15 分）。

【应选择的临床操作】 心电监护—静脉输液—吸氧。

【知识拓展】

（1）如何观察骨折肢体的末梢血运？

答：① 看皮肤颜色是否红润。肤色苍白，提示动脉供血不足；肤色呈现青紫色，提示静脉回流障碍。

② 摸皮肤温度。与健侧做比较，若患侧皮温比正常皮温低 2 ℃，说明血液循环不良；若患肢皮温突然增高而且局部有刺痛感或疼痛持续加重，提示有感染可能。

③ 触摸动脉搏动。若动脉搏动减弱或消失，提示肢体有缺血现象。

④ 毛细血管充盈实验。用手指压迫伤肢的指（趾）甲，甲下颜色变苍白，移去压迫，1～2 s 即可恢复红润为正常；若充盈时间延长>3 s，说明供血欠佳。还可以消毒指（趾）腹后，用无菌针头或刀片刺破皮肤，观察有无出血，若无出血，说明有血供障碍。

⑤ 询问患者主观感觉。若出现麻木，感觉异常，感觉减退或消失，要及时查找原因，对症处理。

（2）触摸足背动脉搏动的正确手法是什么？

答：① 食指和中指并拢，用指腹施以相同压力在足背部按压寻找并感知。注意触摸时按压力量要适中，不可过重或过轻，以免将手指的搏动误认为足背动脉搏动。

② 若因各种原因无法触及足背动脉时，可用同样手法在内踝后缘和跟腱之间触摸胫后动脉搏动。

项目二　多发骨折患者案例分析

患者，男，69 岁，因"车祸伤，双下肢疼痛，畸形，活动困难，伴头晕、心慌、胸闷，呼吸困难 6 小时"入院。查体：体温 36.2 ℃，心率 126 次/分，呼吸 16 次/分，血压 86/50 mmHg。患者神情淡漠，面色苍白，嗜睡，双瞳孔等大等圆直径约 2.5 mm，对光反射灵敏；双下肢二度肿胀。门诊影像学检查：右胫腓骨骨折，左股骨下段骨折，多发肋骨骨折并左侧少量液气胸。遵医嘱给予心电监护，持续吸氧 2 L/min；建立两路静脉通道，复方氯化钠 1 000 mL 快速输注；留置导尿，查血，备血；协助医生局麻下行双下肢持续骨牵引。密切监测患者生命体征、瞳孔、意识、尿量变化；观察双下肢末梢血循、感觉、运动、足背动脉搏动情况。消肿，止血，输液、输血对症治疗。

问题1：按照轻重缓急的原则列出患者的4个护理问题（共40分，每个护理问题10分，护理问题应符合标准答案中的内容，否则不得分）。

问题2：根据患者存在的护理问题，列出不少于4项主要护理措施（共60分）。

问题3：结合患者病情及医嘱列出并完成3项临床操作（此处不计分）。

（1）

（2）

（3）

答案：

【护理问题】（共40分）。

（1）组织灌注不足：多发多处骨折，肢体肿胀（10分）。

（2）气体交换障碍：多发肋骨骨折，液气胸（10分）。

（3）自理能力缺陷：骨折，牵引，身体活动受限，留置导尿（10分）。

（4）有皮肤完整性受损的危险：长期卧床，被动体位（10分）。

【护理措施】

（1）密切观察患者病情变化：监测生命体征，观察意识、表情、面唇色泽、皮肤、肢端温度及瞳孔、尿量变化（15分）。

（2）保持患者呼吸道通畅，持续低流量吸氧，维持血氧饱和度在90%以上（15分）。

（3）做好基础、皮肤、口腔护理、饮食护理及功能锻炼指导（15分）。

【应选择的临床操作】吸氧—心电监护—静脉输液。

【知识拓展】

（1）骨折肢体肿胀分几度？

答：①0度：无肿胀。

②Ⅰ度：较正常皮肤轻微肿胀，皮纹仍然存在。

③Ⅱ度：皮肤肿胀加重，皮纹消失。

④Ⅲ度：肿胀严重，出现张力性水泡。

（2）骨折早期局部冰敷的作用及注意事项有哪些？

答：①骨折早期冰敷可以刺激局部血管收缩，减轻局部充血、肿胀，防止进一步内出血，达到消肿、止血、止痛的目的。

②冰敷一次20~30分钟，每10分钟需要更换一个部位，每天敷4~6次。

③冰敷时用干的软毛巾包裹住冰袋。冰袋不可直接接触皮肤，毛巾也不能包裹太厚，包裹一层即可。

④注意及时更换冰袋和毛巾，要始终保持毛巾干爽。

⑤注意冰敷时间，若发生冻疮或出现全身反应，应立即停止冰敷，做好处置。

项目三　多发骨折患者案例分析

患者，女，49 岁，因"左下肢重物砸伤，疼痛活动困难，伴出血不止 4 小时"入院。查体：神志清楚，体温 36.6 ℃，脉搏 80 次/分，呼吸 21 次/分，血压 115/75 mmHg；左踝关节自前侧经内侧至后侧处有长约 15 cm 创口，皮肤组织脱套，胫腓骨远端骨质粉碎外露，部分缺失，胫前血管神经肌肉严重挫伤。左足二度肿胀、压痛，末梢血运差，感觉麻木，运动受限，足背动脉搏动弱。既往体健。诊断：左胫腓骨远端粉碎性骨折，左踝关节皮肤脱套，左距骨多发骨折。急诊全麻下行"左踝关节清创血管神经探查+骨折复位外固定架固定+人工皮负压引流术（VSD）"。术后伤口持续负压吸引，严密监测生命体征，观察肢体血液循环、感觉、运动。医嘱给予头孢替唑 2 g Bid、七叶皂 10 mg Qd 静脉点滴，罂粟碱 30 mg Q8h 肌肉注射。患肢烤灯保温、禁烟。根据伤口情况可能需二期手术治疗。

问题 1：按照轻重缓急的原则列出患者的 4 个护理问题（共 40 分，每个护理问题 10 分，护理问题应符合标准答案中的内容，否则不得分）。

问题 2：根据患者存在的护理问题，列出不少于 4 项主要护理措施（共 60 分）。

问题 3：结合患者病情及医嘱列出并完成 3 项临床操作（此处不计分）。

（1）

（2）

（3）

答案：

【护理问题】（共 40 分）。

（1）有出血的危险：开放骨折并血管神经肌肉严重挫伤，术后应用罂粟碱治疗（10 分）。

（2）有感染的危险：开放性伤口，皮肤组织脱套，术后创伤、手术部位可能并发软组织感染，甚至并发创伤性骨髓炎（10 分）。

（3）组织灌注量改变：骨折合并血管损伤，局部肿胀（10 分）。

（4）有废用综合征的危险：骨折合并神经血管损伤，血液循环障碍，肢体活动受限，卧床时间长（10 分）。

【护理措施】

（1）抬高患肢，密切观察患肢肿胀、温度、颜色，末梢血液循环、感觉、运动、足背动脉搏动情况（15 分）。

（2）倾听患者主诉，观察伤口情况，监测体温变化（15 分）。

（3）严格无菌操作，按医嘱时间给药（15 分）。

（4）维持患肢功能位，指导合理的主、被动功能锻炼（15 分）。

【应选择的临床操作】生命体征监测—静脉输液—肌肉注射。

【知识拓展】

（1）人工皮负压引流术（VSD）的作用是什么？

答：人工皮负压引流术（VSD）能够去除腔隙或创面的分泌物和坏死组织，促进伤口愈合，缩短植皮面愈合的时间，减少并发感染的机会，减少患者换药的痛苦。该方法操作简单，应用面广，效果显著。

（2）人工皮负压如何调试？

答：① 持续高负压引流是 VSD 的一个重要特点，负压的高低和有无中断会影响引流效果。一般负压在 300～600 mmHg 或 0.04～0.08 MPa。

② VSD 在植皮术中的负压一般维持在 200～450 mmHg 或 0.02～0.06 MPa，即可提高植皮的成活率又能保证患者的舒适度。

③ 一次 VSD 可有效引流 5～7 天；植皮加 VSD 负压引流需维持 10～15 天。

（3）人工皮有效性如何观察？

答：① 观察负压源压力是否在正常范围内。保持整个装置处于密闭状态，告知患者和家属不要牵拉、折叠、压迫引流管，不要随意调节负压。

② 观察 VSD 材料是否塌陷，引流管管型是否存在。VSD 辅料鼓起、不见管型，要及时查找原因，及时处置。常见原因有引流管堵塞；负压源异常；引流管受压和反折等。

③ 观察是否有渗漏。注意听引流管或外固定针眼处、三通接头处、皮肤皱褶处、边缘液体渗出处有无"呼呼"的漏气声，若有应及时干预处理。

④ 观察是否有大量新鲜血液被吸出。当出现此情况，应立即汇报医生，检查创面是否有活动性出血，做好相应正确处理。

⑤ VSD 辅料前 48 小时变硬，可能是密闭不严造成，可以从引流管中缓慢注入少许生理盐水，浸泡片刻使其变软。48 小时后变硬或无东西引出，说明伤口创面引流物被吸引干净。

⑥ VSD 辅料内有少许坏死组织和渗液残留，辅料上会出现脓绿色、黄绿色、暗灰色等颜色，有时会散发臭味，这不是创面坏死组织所致，一般不做特殊处理。

项目四　乳房疾病患者案例分析

患者，女，42 岁，因"左侧乳房包块伴疼痛 3 天"入院。查体：体温 36.5 ℃，脉搏 72 次/分，呼吸 20 次/分，血压 115/85 mmHg。双乳对称，左乳头无溢液，左乳 4 点钟处紧贴乳晕处可触及约 3 cm×2 cm 包块，质硬，边界不清，可推动，无压痛，皮肤表面未见红肿。乳腺彩超示：双侧乳腺增生，左侧乳腺 4 点钟近乳头处见大小约 2.3 cm×1.6 cm 的低回声光团，边界不清晰，形态不规则，呈分叶状，内部回声不均；BI-RADS 分级：V 类；左侧腋窝实质性包块，双侧腋窝低回声光团：淋巴结可能。心电图、胸片正常。诊断：左乳肿块性质待查（乳腺癌？）。择期全麻下行"左乳部分切除术（快检，备乳腺癌改良根治术）"；术中快检提示左乳浸润性癌，后行"左乳癌改良根治术"，左腋下留置负压引流管一根。

  问题 1：按照轻重缓急的原则列出患者的 4 个护理问题（共 40 分，每个护理问题 10 分，护理问题应符合标准答案中的内容，否则不得分）。

  问题 2：根据患者存在的护理问题，列出不少于 4 项主要护理措施（共 60 分）。

  问题 3：结合患者病情及医嘱列出并完成 3 项临床操作（此处不计分）。

   （1）

   （2）

   （3）

 答案：

 护理问题：（共 40 分）。

（1）疼痛：手术切口大（10 分）。

（2）低效性呼吸形态：胸部包扎绷带（10 分）。

（3）恐惧或焦虑：乳房缺失，恐惧癌症（10 分）。

（4）潜在并发症：切口皮下积血积液，安置管道（10 分）。

【护理措施】

（1）密切观察病情变化、手术伤口及体温情况，观察切口敷料渗血、渗液情况（10 分）。

（2）腋下负压引流管妥善固定，防止倒流、受压、扭曲、堵塞及滑脱，保证引流通畅。同时观察引流液的颜色、性质和量（10 分）。

（3）评估患者疼痛原因、部位、性质、持续时间，协助患者取舒适卧位，必要时遵医嘱使用止痛剂（10 分）。

（4）观察胸部绷带加压包扎的松紧度，指导患者有效呼吸。观察皮瓣及患侧上肢的血液循环，及时调整绷带的松紧度（10 分）。

（5）向患者及家属介绍疾病相关知识，使其能够正确面对乳房切除后身体外观改变（10 分）。

（6）指导患侧上肢的功能锻炼（10 分）。

【应选择的临床操作】心电监护—吸氧—静脉输液。

【知识拓展】

（1）乳腺癌患者化疗期间的营养调理是什么？

答：①为保证患者足够的营养，需千方百计增加患者的食欲，经常更换菜肴品种，注意菜肴的色、香、味调配。选择适合病人口味的食物，可以少食多餐，增加每天的总摄入量。

②保持足够的蛋白质摄入量。癌症是一种消耗性疾病，特别是蛋白质的消耗很多，化疗又常引起恶心、呕吐、食欲不振等消化道反应。因此，应多摄入优质蛋白质如蛋类、牛奶、各种谷物以及豆类、鱼类、禽类等。

③避免吃不易消化的食物，应多吃煮、炖、蒸等易消化食物，少吃油煎食物。

④ 多吃维生素含量丰富的蔬菜、水果及其他一些可降低化疗药物毒副作用的食物，如卷心菜、蘑菇、猴头菌、番茄、芦笋、海带、白菜、海藻、洋葱、大蒜、柑橘、猕猴桃、菠萝、草莓、西瓜等。

⑤ 适当运用中医饮食疗法。化疗期间，患者免疫功能下降、白细胞减少、食欲不振，可用黄芪24 g炖肉，喝汤吃肉，有助于升高白细胞。多吃山楂、萝卜、薏苡仁、白扁豆、大枣等健脾开胃食品。

⑥ 每天饮水（淡绿茶）2 000～3 000 mL，增加尿量，促进排泄，以减轻化疗药物的毒性。

（2）乳腺癌有氧运动康复操第一套训练运动处方是什么？

答：① 适用时间：乳腺癌患者术后麻醉清醒至拔出引流管后8周康复锻炼。

② 运动方式和时间：

准备活动：呼吸练习、步行，5～10分钟/次。

训练活动：以医疗体操为主（根据患者术后病情恢复共分两套），10～30分钟/次。

结束活动：放松抖动、经穴按摩，5～10分钟/次。

③ 运动强度：

选用最大心率的50%～70%为运动适宜心率

女性最大心率=220-年龄

男性最大心率=205-年龄/2

运动强度还可根据患者自己主观劳累程度监控。适宜运动量的标志：运动后感到微汗，轻度的肌肉酸痛，休息后即可恢复；次日精力充沛，有运动欲望，食欲和睡眠均良好。

④ 运动频率：3～6次/周。

⑤ 注意事项：

在运动锻炼之前，应做好医学监督检查，了解患者有无心血管系统疾病或其他运动器官疾病以便保证运动的安全性和有效性。

锻炼要因人而宜，循序渐进，运动幅度由小到大逐步增加，在训练过程中不可操之过急，尤其第一阶段，训练要在专职护士指导下进行。

在运动中运动量应根据患者的情况适当地控制，既要达到运动处方的目标，又要将运动风险降到最小程度。运动中除可以利用心率进行监控外，还可以从个体感觉来判定运动量。

项目五　颅脑损伤患者案例分析

患者，男，49岁，因"脑外伤3小时"入院。查体：体温35.1 ℃，心率120次/分，呼吸30次/分，血压 90/45 mmHg，血氧饱和度（SpO$_2$）80%。左侧瞳孔散大，对光反射无，右侧瞳孔直径约 3 mm，对光反射灵敏，大量食物残渣、血液自口、鼻腔涌出。既往有阑尾炎手术史。诊断：脑外伤，酒精中毒。遵医嘱快速补充血容量，输同型库存血 8 单位，血浆 1 000 mL；经绿色通道入手术室，急诊在全麻下行"开颅右侧额颞部硬膜下血肿清除术+去骨瓣减压术"。

问题 1：按照轻重缓急的原则列出患者的 4 个护理问题（共 40 分，每个护理问题 10 分，护理问题应符合标准答案中的内容，否则不得分）。

问题 2：根据患者存在的护理问题，列出不少于 4 项主要护理措施（共 60 分）。

问题 3：结合患者病情及医嘱列出并完成 3 项临床操作（此处不计分）。

（1）

（2）

（3）

答案：

【护理问题】（共 40 分）。

（1）有误吸的危险：大量食物残渣、血液自口、鼻腔涌出（10 分）。

（2）有休克的危险：心率 120 次/分，呼吸 30 次/分，血压 90/45 mmHg（10 分）。

（3）自主呼吸障碍：血氧饱和度（SpO₂）80%（10 分）。

（4）有手术期体温过低的危险：体温 35.1 ℃，遵医嘱快速补充血容量，输同型库存血 8 单位，血浆 1 000 mL（10 分）。

【护理措施】

（1）密切监测患者生命体征及病情变化，协助麻醉师进行全身麻醉，充分准备手术用物，保证手术的顺利开展（15 分）。

（2）遵医嘱快速补充血容量，输同型库存血 8 单位，血浆 1 000 mL（15 分）。

（3）手术期低体温的预防：保持手术间室温 22～24 ℃，将患者手术区域以外的躯体覆盖棉被，使用暖风机等保暖设备，输入液体进行加温等（15 分）。

（4）器械护士密切配合手术，积极主动传递器械，做到稳、准、快（15 分）。

【应选择的临床操作】 吸痰—吸氧—生命体征监测。

【知识拓展】

（1）如何放置口咽通气道（管）？

答：① 选择合适的体位。

② 吸净口腔及咽部分泌物。

③ 选择恰当的放置方法。

a. 顺插法：在舌拉钩或压舌板的协助下，将口咽通气道放入口腔。

b. 反转法：口咽通气道的咽弯曲部朝上插入口腔，当其前端接近口咽部后壁时，将其旋转 180°成正位，并用双手拇指向下推送至合适的位置。

④ 测试人工气道是否通畅，防止舌或唇夹置于牙和口咽通气道之间。

（2）人工气道湿化的操作要点是什么？

答：① 使用恒温湿化器，及时添加灭菌注射用水，调节适宜温度；湿化罐水位适宜，定期更换。

②使用温湿交换器（人工鼻）时，应与气管导管连接紧密。

③使用雾化加湿时，保持管路装置密闭。

④湿化后配合胸部物理治疗，及时清理呼吸道分泌物。

（3）如何清除气管导管气囊上滞留物？

答：①协助患者取合适体位。

②吸尽口、鼻腔及气管内分泌物。

③在患者呼气初挤压简易呼吸器的同时将气囊放气。

④使用较大的潮气量，在塌陷的气囊周围形成正压，将滞留的分泌物"冲"到口咽部，于呼气末将气囊充气。

⑤立即清除口鼻腔内分泌物。

⑥连接呼吸机，吸纯氧2分钟。

⑦使用有气囊上分泌物引流功能气管导管时，应用适宜负压持续或间断进行分泌物清除，或使用EVAC泵。

项目六　颈椎病患者案例分析

患者，男，64岁，因"颈部疼痛不适，伴右上肢疼痛麻木半年"入院。查体：颈椎平直，压痛（＋），压颈试验（＋），双上肢牵拉试验（＋），左上肢屈伸肘部肌力4级，右上肢肌力5级。双上肢感觉麻木疼痛，双侧桡动脉可触及。精神、食欲、睡眠差，无恶心呕吐，无发热，无大小便失禁。MRI显示：颈椎病，颈椎多节段椎间盘突出。择期全麻下行"颈前路颈椎4/5，颈椎6/7椎间盘摘除植骨融合内固定术"，术后双上肢活动自如，自述颈肩痛及双上肢感觉麻木症状较前明显好转。睡眠较前改善。

问题1：按照轻重缓急的原则列出患者的4个护理问题（共40分，每个护理问题10分，护理问题应符合标准答案中的内容，否则不得分）。

问题2：根据患者存在的护理问题，列出不少于4项主要护理措施（共60分）。

问题3：结合患者病情及医嘱列出并完成3项临床操作（此处不计分）。

　　（1）

　　（2）

　　（3）

答案：

【护理问题】（共40分）。

（1）有窒息的危险：术后颈部水肿、植骨块脱落可能（10分）。

（2）有受伤的危险：肢体无力及眩晕（10分）。

（3）潜在并发症：术后出血、脊髓神经损伤（10分）。

（4）知识缺乏：缺乏颈椎病知识（10分）。

【护理措施】

（1）观察伤口有无渗血、渗液、血肿，床边备用吸痰装置、气切包、雾化吸入装置（15分）。

（2）观察四肢末梢血液循环、感觉、运动（15分）。

（3）签写护理安全告知书，落实防跌倒坠床护理措施（15分）。

（4）责任护士及时健康宣教，按疾病转归指导功能锻炼（15分）。

【应选择的临床操作】吸痰—吸氧—心电监护。

【知识拓展】

（1）颈椎病前路手术后如何指导仰卧位摆放？

答：手术后采取仰卧位，颈后垫薄枕；双侧颈肩部使用沙袋固定，限制颈椎前屈后伸及旋转运动；膝下稍垫起，保持伸展微屈。

（2）如何指导颈椎病患者佩戴颈托？

答：① 佩戴颈托的目的：颈部制动，限制颈椎前屈后伸及旋转运动，使颈部肌肉充分休息，减少椎间盘、颈肌韧带的负荷。

② 佩戴颈托的注意事项：根据患者体形，给予合适的颈托；颈托固定松紧合适，以能张口饮食为宜；卧床休息时取下，活动时佩戴，不妥随时取下，一般持续2~3月；开始使用1~3天时偶有不适感，数天后即消失；若在使用过程中症状突然加重，应及时找医生进一步检查；术后需戴8~10周，患者坐位、侧卧、站立时都需佩戴。

项目七　急性荨麻疹患者案例分析

　　患者，女，32岁，因"躯干、四肢、面部出现水肿性红斑、风团伴瘙痒1小时"入院。查体：体温36.6 ℃、脉搏88次/分，血压90/60 mmHg。患者诉心慌、咽部异物感。全身风团增多，融合成片，风团呈苍白色，皮肤凸凹不平。诊断：荨麻疹。

问题1：按照轻重缓急的原则列出患者的4个护理问题（共40分，每个护理问题10分，护理问题应符合标准答案中的内容，否则不得分）。

问题2：根据患者存在的护理问题，列出不少于4项主要护理措施（共60分）。

问题3：结合患者病情及医嘱列出并完成3项临床操作（此处不计分）。

（1）

（2）

（3）

答案：

【护理问题】（共 40 分）。

（1）潜在并发症：喉头水肿（10 分）。

（2）舒适受损：皮肤瘙痒（10 分）。

（3）知识缺乏：缺乏荨麻疹、血管性水肿的相关疾病知识（10 分）。

（4）自我形象紊乱：躯干、四肢、面部水肿性红斑、风团（10 分）。

【护理措施】

（1）急救配合：密切观察患者病情变化，做好急救准备。立即给予吸氧、建立静脉通路，准备气管切开包或气管插管等，积极配合医师进行急救（15 分）。

（2）病情观察：严密观察患者病情变化。随时了解病人呼吸情况，如主诉咽部有异物感，提示病人有轻微的喉头水肿；如出现严重的憋气、呼吸困难等症状，则提示有喉头水肿的危急状况（15 分）。

（3）皮肤护理：减轻患者皮肤瘙痒，增加皮肤舒适度。避免搔抓，修剪指甲，选用宽松柔软的棉质内衣。勿用热水及肥皂水洗澡，避免冷热环境刺激。在医师指导下涂用药物止痒（15 分）。

（4）心理护理：疏导患者内心，不要有太大心理压力，向患者讲解该疾病的特点是发生快、消退快，且消退后不留任何痕迹（15 分）。

【应选择的临床护理操作】吸氧—静脉输液—心电监护。

【知识拓展】

（1）皮肤痒疹如何护理？

答：保持室内适宜温度、湿度；贴身衣物以全棉、宽松为宜；洗澡水温不宜过高，次数不宜过勤；洗浴后一定要涂抹护肤乳液；局部瘙痒剧烈，皮肤温度高，可用冰块冷敷降低皮肤温度，并可起到止痒作用，如感觉瘙痒难忍，可用手掌按压、拍打或按摩以代替抓挠；保持良好的心态，避免情绪变化使瘙痒加重。

（2）皮肤病患者行药浴需要注意哪些问题？

答：水温控制在 38～42 ℃，时间为 15～20 分钟；水位不宜过高，不超过两乳头连线；保持室内通风，避免憋闷；女性月经期、体弱、空腹、睡眠不佳及有严重心血管疾病病人，不宜药浴；药浴过程中密切巡视、观察病人，发现不良反应立即停止治疗；严格消毒，防止交叉感染，或使用一次性药浴袋；药浴时不宜用力搓洗，洗后再涂外用药，轻轻揉擦外用药以利于吸收。

项目八　颅脑损伤患者案例分析

患者，男，49 岁，因"头部车祸外伤 3 小时"入院。查体：神志深昏迷，不睁眼，不发音，刺痛无明显反应，GCS 评分 3 分，体温 37.5 ℃，脉搏 150 次/分，呼吸 26 次/分，血压

170/110 mmHg，双瞳孔不等大，左侧直径约 2.5 mm，右侧直径约 3.5 mm，对光反射消失，双侧额顶部头皮肿胀。双侧外耳道及鼻腔有出血，口腔有较多呕吐物，四肢肌力 0 级，肌张力高，深浅感觉不合作，生理反射存在，病理征未引出。头颅 CT 示：①右侧额颞顶部硬膜下出血；②双侧额颞叶多发挫裂伤并出血；③颅骨多发骨折。诊断：①右侧额颞顶部硬膜下出血；②双侧额颞叶多发挫裂伤并出血；③颅骨多发骨折；④脑疝；⑤蛛网膜下腔出血。遵医嘱行降低颅内压、止血等对症治疗并积极完善术前准备。

问题 1：按照轻重缓急的原则列出患者的 4 个护理问题（共 40 分，每个护理问题 10 分，护理问题应符合标准答案中的内容，否则不得分）。

问题 2：根据患者存在的护理问题，列出不少于 4 项主要护理措施（共 60 分）。

问题 3：结合患者病情及医嘱列出并完成 3 项临床操作（此处不计分）。

　　（1）

　　（2）

　　（3）

答案：

【护理问题】（共 40 分）。

（1）急性意识障碍：深昏迷，GCS 评分 3 分（10 分）。

（2）清理呼吸道无效：深昏迷，口腔有较多呕吐物（10 分）。

（3）有脑组织灌注无效的危险：颅内压增高、脑疝（10 分）。

（4）潜在并发症：呼吸、心搏骤停（10 分）。

【护理措施】

（1）严密观察病人意识障碍程度的变化及瞳孔变化（15 分）。

（2）将患者头偏向一侧以免误吸，及时清除口腔呕吐物，定时吸痰，保持呼吸道通畅，必要时行气管插管或气管切开（15 分）。

（3）快速静脉输入 20%甘露醇 200～500 mL、地塞米松 10 mg，降低颅内压、纠正脑组织灌注不足（15 分）。

（4）密切观察呼吸节律和深度、脉搏快慢和强弱以及血压和脉压变化，做好抢救药品和物品准备，同时迅速做好术前准备。患者出现呼吸、心搏骤停时立即行心肺复苏（15 分）。

【应选择的临床操作】吸痰—心电监护—静脉输液。

【知识拓展】

心肺复苏操作流程有哪些？

答：①发现病人突然出现意识丧失，立即轻拍双肩，分别在两侧耳旁大声呼唤：×××，你怎么了？判断其意识是否丧失。

②按呼叫器："××床病人需要抢救，通知医生，推抢救车、拿监护仪、除颤仪"。

③看表计时：报具体时间。

④去枕，充分暴露胸部，松解腰带。

⑤触摸颈动脉（建议近侧）同时目视胸部有无起伏，时间不超过 10 秒。

⑥胸外按压部位：胸部正中乳头连线水平中点处。按压方法：一手重叠在另一手上，双手指交叉、翘起，掌根部置于按压部位，上肘关节伸直，垂直向下用力（双臂直立不能弯曲，身体要靠近患者）。胸外心脏按压：按压 30 次，深度：5～6 cm，频率：100～120 次/分，按压与放松时间 1 比 1，按压时注意观察病人有无复苏的迹象。

⑦查口腔（注意手法，保护颈椎），取下活动的义齿，如有分泌物和异物，应立即清除。

⑧撤床单位，操作者位于床头，卸掉床头护栏，采用仰头举颏法：一手小鱼际肌压于病人前额发迹，另一手三指托起下颌，使头后仰，充分开放气道，取出并连接简易呼吸器与氧气，调节氧流量 8～10 L/min。

⑨EC 手法固定好面罩，手捏球囊通气两次，并观察胸部起伏情况。如此胸外按压与辅助呼吸交替进行，共做 5 个循环。

⑩心脏按压有效指征：a. 心音及大动脉搏动恢复；b. 自主呼吸恢复；c. 瞳孔缩小，光反应恢复；d. 口唇、甲床、面色及皮肤转红润；e. 收缩压≥60 mmHg。

项目九　胸部损伤患者案例分析

患者，男，46 岁，因"车祸伤 1 小时"入院。查体：体温 35.3 ℃，心率 108 次/分，呼吸 35 次/分，血压 85/42 mmHg，血氧饱和度（SpO_2）86%；神志清楚，全身抖动，诉胸闷、胸痛、呼吸困难。胸部触压痛明显，皮下气肿；听诊右侧呼吸音减弱，左侧呼吸音清晰。X 线显示：右侧第 5、6、7 肋多发骨折，右肺压缩 80%。诊断：多发肋骨骨折。入院后立即在局麻下行"胸腔闭式引流术"，分别在右侧第二肋间及第六肋间置入胸管一根，第二肋间胸管有大量气泡溢出，第六肋间 30 分钟有 500 mL 鲜红色血性胸液流出。

问题 1：按照轻重缓急的原则列出患者的 4 个护理问题（共 40 分，每个护理问题 10 分，护理问题应符合标准答案中的内容，否则不得分）。

问题 2：根据患者存在的护理问题，列出不少于 4 项主要护理措施（共 60 分）。

问题 3：结合患者病情及医嘱列出并完成 3 项临床操作（此处不计分）。

（1）

（2）

（3）

答案：

【护理问题】（共 40 分）。

（1）有休克的危险：血压 85/42 mmHg，胸腔闭式引流液 30 分钟有 500 mL 鲜红色胸液（10 分）。

（2）气体交换障碍：胸闷、呼吸急促，X线拍片示右侧第5、6、7肋骨折，右肺压缩80%（10分）。

（3）急性疼痛：胸痛、肋骨骨折（10分）。

（4）恐惧：神志清楚，全身抖动（10分）。

【护理措施】

（1）保持患者呼吸道通畅，持续吸氧，协助患者有效咳痰，必要时给予呼吸机辅助呼吸（15分）。

（2）协助医生进行胸腔闭式引流术，保持引流管通畅，密切观察并记录引流液的量及性状（20分）。

（3）密切监测患者生命体征，动态观察患者血压、心率及呼吸频率、节律和幅度的变化，注意有无气管移位或低血容量性休克，必要时行开胸手术的术前准备（15分）。

（4）遵医嘱给予止痛药，分散注意力缓解紧张情绪（10分）。

【应选择的临床操作】 吸氧—心电监护—静脉输液。

【知识拓展】

（1）什么是腹部心肺复苏学？

答：腹部心肺复苏学是一门新兴的临床学科，也是急救医学中的一个临床分支。它是以人体腹部解剖与生理为主要基础，通过对心搏呼吸骤停者实施直接与间接的干预，导致胸、腹腔内压力变化而产生的循环与呼吸支持效应，实现经腹途径构建心肺脑复苏并重的理论与实践体系，其目的是提高心肺复苏成功率和改善患者预后。

（2）腹部心肺复苏的适应症有哪些？

答：经腹部实施心肺复苏适用于各种类型的心肺复苏，尤其是存在胸廓畸形、胸部外伤、肋骨骨折、血气胸等胸外按压禁忌症以及由各种原因如溺水、缢死、异物阻塞或呼吸肌麻痹等窒息性心搏呼吸骤停患者。

（3）腹部心肺复苏的主要方法有哪些？

答：主要方法有以下几种。①腹部按压式心肺复苏法；②腹部提压式心肺复苏法；③经膈下抬挤心肺复苏法；④胸腹联合按压心肺复苏法；⑤动脉反搏心肺复苏法；⑥腹部通气心肺复苏法；⑦体位加压心肺复苏法；⑧胸腹提压心肺复苏法；⑨腹部舒缩心肺复苏法；⑩充气加压下肢复苏法；⑪海姆利希急救法；⑫咳嗽复苏法。

第三部分 妇产科护理学

项目一 分娩期并发症患者案例分析

患者，女，28岁，因"孕1产0孕38周+4天，阴道流水1小时"急诊入院。查体：体温38.0 ℃，脉搏90次/分，呼吸22次/分，血压100/70 mmHg。产检：腹围100 cm，宫高33 cm，枕右前，胎心率（FHR）148次/分，先露浮，骨盆外测量26-28-20-10 cm，无宫缩，阴道检查羊水清，宫颈管展平，先露-2，宫口未开，未触及脐带搏动。诊断：① 胎膜早破；② 孕1产0孕38周+4天，待产，枕右前。医嘱：胎膜早破常规护理、吸氧、头孢替唑2.0 g bid静脉点滴。

问题1：按照轻重缓急的原则列出患者的4个护理问题（共40分，每个护理问题10分，护理问题应符合标准答案中的内容，否则不得分）。

问题2：根据患者存在的护理问题，列出不少于4项主要护理措施（共60分）。

问题3：结合患者病情及医嘱列出并完成3项临床操作（此处不计分）。

（1）

（2）

（3）

答案：

【护理问题】（共40分）。

（1）有感染的危险：胎膜已破（10分）。

（2）潜在并发症：脐带脱垂、胎盘早剥（10分）。

（3）焦虑、恐惧：胎膜早破，担心胎儿有异常情况（10分）。

（4）自理能力部分缺陷：限制在床上，不能下床自由活动（10分）。

【护理措施】

（1）监测生命体征，注意体温变化（10分）。

（2）取适当体位：嘱取头低臀高位，以防脐带脱垂（10分）。

（3）专科观察：密切监测患者羊水性状、量，有无产兆（宫缩）（10分）。

（4）胎儿监测：监测胎心音、胎动次数，遵医嘱行胎心监护（10分）。

（5）预防感染：每日擦洗会阴2次，保持皮肤清洁干燥，防止压疮（10分）。

（6）心理护理：加强交流，对患者的疑问及时解答，缓解患者心理焦虑和恐惧（10分）。

【应选择的临床操作】生命体征监测—皮试—静脉输液。

【知识拓展】

胎心音听诊部位：胎心音在靠近胎背侧上方的腹壁上听得最清楚。枕先露时，胎心音在脐下方右或左侧；臀先露时，胎心音在脐上方右或左侧；肩先露时，胎心音在脐部下方听得最清楚。

项目二　高危妊娠患者案例分析

患者，女，34 岁，结婚 10 年未孕，在辅助生殖技术协助下受孕双胎成功。因"妊娠 33 周+5 天，腹部发紧 1 天"入院。查体：体温 37.2 ℃，脉搏 80 次/分，呼吸 22 次/分，血压 118/72 mmHg。血红蛋白：96 g/L。产检：腹围 102 cm，宫高 32 cm，双胎，枕左前/枕右前，胎心率（FHR）158/166 次/分，先露浮，骨盆外测量 26-28-20-10 cm，无宫缩，阴道检查宫颈管长约 1 cm，先露-2，宫口未开。诊断：① 孕 1 产 0 孕 33 周+5 天，先兆早产，双胎妊娠，枕左前/枕右前；② 胎儿宫内窘迫？③ 试管婴儿。医嘱：产科常规护理、低流量吸氧30分钟 Bid，地塞米松 6 mg 肌肉注射 q12h，25%硫酸镁静脉输液。

问题1：按照轻重缓急的原则列出患者的 4 个护理问题（共 40 分，每个护理问题 10 分，护理问题应符合标准答案中的内容，否则不得分）。

问题2：根据患者存在的护理问题，列出不少于 4 项主要护理措施（共 60 分）。

问题3：结合患者病情及医嘱列出并完成 3 项临床操作（此处不计分）。

（1）

（2）

（3）

答案：

【护理问题】（共 40 分）。

（1）有胎儿受伤的危险：先兆早产、一胎儿胎心率异常（10 分）。

（2）潜在并发症：早产、宫缩乏力、产后出血（10 分）。

（3）营养失调：血红蛋白 96g /L（10 分）。

（4）焦虑、恐惧：担心自身及胎儿安危（10 分）。

【护理措施】

（1）病情观察：注意有无宫缩及阴道出血（10 分）。

（2）胎儿监测：监测胎心音、胎动次数，遵医嘱行胎心监护（15 分）。

（3）用药观察：使用硫酸镁严格遵医嘱控制滴速，监测呼吸、尿量及膝腱反射，注意用药安全（15 分）。

（4）营养指导：指导孕妇多进食高蛋白、高维生素、含铁丰富食物，满足双胎妊娠需要（10分）。

（5）心理护理：加强交流，对患者的疑问及时解答（10分）。

【应选择的临床操作】 吸氧—肌肉注射—静脉输液。

【知识拓展】

特殊用药硫酸镁使用注意事项：① 膝腱反射必须存在；② 呼吸不少于 16 次/分；③ 尿量每 24 小时不少于 600 mL；④ 备好 10%葡萄糖酸钙注射液 10 mL 以便出现硫酸镁毒性作用时予以解毒。

项目三　妊娠合并心脏病患者案例分析

患者，女，23 岁，因"孕 1 产 0 孕 37 周+2 天，下腹痛 4 小时，阴道流水 1 小时"入院。既往有先天性房间隔缺损手术治疗病史。查体：体温 36.6 ℃，脉搏 96 次/分，呼吸 23 次/分，血压 110/80 mmHg，心功能 2 级，规律宫缩，胎膜破，羊水清，宫颈口开大 8 cm，胎头在坐骨棘水平下 1 cm，胎心 128 次/分。诊断：①先天性房间隔缺损术后，心功能 2 级；②孕 1 产 0 孕 37 周+2 天，临产，枕左前。医嘱：持续心电监护，持续吸氧，头孢替唑 2.0 g 静脉输液。

问题 1：按照轻重缓急的原则列出患者的 4 个护理问题（共 40 分，每个护理问题 10 分，护理问题应符合标准答案中的内容，否则不得分）。

问题 2：根据患者存在的护理问题，列出不少于 4 项主要护理措施（共 60 分）。

问题 3：结合患者病情及医嘱列出并完成 3 项临床操作（此处不计分）。

（1）

（2）

（3）

答案：

【护理问题】（共 40 分）。

（1）活动无耐力：心功能 2 级（10 分）。

（2）潜在并发症：心力衰竭（10 分）。

（3）潜在并发症：感染（10 分）。

（4）焦虑、恐惧：担心自身及胎儿安危（10 分）。

【护理措施】

（1）严密监护：监测患者生命体征，持续心电监护，记录出入量（10 分）。

（2）病情观察：产程中及产后 72 小时内及早发现早期心衰症状（休息时心率 > 110 次/分，呼吸 > 20 次/分；夜间常因胸闷而坐起呼吸等）（15 分）。

（3）产程护理：严密监测胎心音，观察产程进展；左侧卧位，避免仰卧；缩短第二产程，减少产妇体力消耗，遵医嘱吸氧（15分）。

（4）营养指导：指导孕妇多进食高蛋白、高维生素食物，少食多餐（10分）。

（5）心理护理：加强沟通，对患者的疑问及时解答，给予产妇支持和鼓励（10分）。

【应选择的临床操作】心电监护—吸氧—静脉输液。

【知识拓展】

心脏病孕妇心功能分级（NYHA）：

Ⅰ级：一般体力活动不受限制。

Ⅱ级：一般体力活动轻度受限制，活动后心悸、轻度气短，休息时无症状。

Ⅲ级：一般体力活动明显受限制，休息时无不适，轻微日常工作即感不适、心悸、呼吸困难，或既往有心力衰竭史者。

Ⅳ级：一般体力活动严重受限制，不能进行任何体力活动，休息时有心悸、呼吸困难等心力衰竭表现。

项目四　产后出血患者案例分析

患者，女，38岁，因"孕2产0孕34周，双胎妊娠，水肿3个月，血压增高1周"入院。查体：体温36.6 ℃，脉搏96次/分，呼吸20次/分，血压150/98 mmHg。产检：胎心152/143次/分，宫高42 cm，腹围122 cm。水肿（+++），无头晕眼花等不适。诊断：①轻度子痫前期；②双胎妊娠；③孕2产0孕34周。入院后给予解痉、降压、利尿、促胎肺成熟等治疗。10天后行剖宫产术。术中宫缩乏力，出血约700 mL，给予缩宫素10单位宫体注射后好转。返回病房1小时后病人诉心慌、胸闷，极其紧张，按压子宫见阴道流出大量暗红色血液，伴血凝块，子宫轮廓不清。术后诊断：①产后出血；②孕2产1孕34周，早产，剖宫产。医嘱：持续心电监护、持续吸氧、卡前列素氨丁三醇250 μg肌肉注射、备红细胞悬液4单位。

问题1：按照轻重缓急的原则列出患者的4个护理问题（共40分，每个护理问题10分，护理问题应符合标准答案中的内容，否则不得分）。

问题2：根据患者存在的护理问题，列出不少于4项主要护理措施（共60分）。

问题3：结合患者病情及医嘱列出并完成3项临床操作（此处不计分）。

（1）

（2）

（3）

答案：

【护理问题】（共 40 分）。

（1）潜在并发症：失血性休克（15 分）。

（2）有感染的危险（15 分）。

（3）恐惧：短时间内大量出血以及医护紧张的表现（10 分）。

【护理措施】

（1）病情观察：持续心电监护，监测产妇生命体征、意识状态、表情、口唇和皮肤颜色，记录出入量。有异常情况立即汇报医生，积极处理（15 分）。

（2）专科护理：观察产妇的子宫收缩、宫底高度及阴道出血量。计算休克指数，警惕失血性休克的发生，一旦发现早期休克及早补充血容量，按摩子宫直至宫缩良好。吸氧、保暖（15 分）。

（3）用药护理：遵医嘱应用宫缩剂，评价用药效果；遵医嘱给予抗生素防治感染（10 分）。

（4）营养指导：指导产妇进食含铁、蛋白质、维生素等营养丰富易消化饮食（10 分）。

（5）心理护理：积极做好产妇及家属的安慰、解释工作，缓解紧张情绪（10 分）。

【应选择的临床操作】 心电监护—吸氧—肌肉注射。

【知识拓展】

使用休克指数估计出血量（见表 1）

休克指数 = 脉率 ÷ 收缩压

休克指数正常值为 0.5。

表 1　休克指数与失血量关系

休克指数	估计失血量/mL	失血占总比例/%
<0.9	<500	<20
1.0	1 000	20～30
1.5	1 500	30～40
2.0	≥2 500	≥50

项目五　产褥感染患者案例分析

患者，女，28 岁，因"产后 1 周，发热 3 天，下腹部疼痛"入院。既往史：1 周前阴道分娩一女婴，分娩过程中出血约 400 mL，4 日后出现乳房胀痛，测体温 37.9 ℃，母乳喂养后 1 日体温降到 36.5 ℃。查体：体温 39.5 ℃，脉搏 96 次/分，呼吸 24 次/分，血压 100/60 mmHg，痛苦病容。专科检查：腹部拒按，子宫底在脐耻之间，压痛，右附件区明显压痛，且触及一边界不清的囊性肿物，大约 5 cm×6 cm×4 cm。血常规：血红蛋白 110 g/L，白细胞 15×10⁹/L。诊断：产褥感染。医嘱：血培养，头孢替唑皮试，头孢替唑 2.0 g 静脉点滴 q6h，监测体温 q4h。

问题 1：按照轻重缓急的原则列出患者的 4 个护理问题（共 40 分，每个护理问题 10 分，护理问题应符合标准答案中的内容，否则不得分）。

问题 2：根据患者存在的护理问题，列出不少于 4 项主要护理措施（共 60 分）。

问题 3：结合患者病情及医嘱列出并完成 3 项临床操作（此处不计分）。

（1）

（2）

（3）

答案：

【护理问题】（共 40 分）。

（1）体温过高：体温 39.5 ℃（15 分）。

（2）急性疼痛：下腹部疼痛（15 分）。

（3）焦虑：担心疾病、用药会影响婴儿喂养（10 分）。

【护理措施】

（1）病情观察：观察产妇体温变化，评估疼痛程度、部位并记录（10 分）。

（2）专科护理：观察恶露的颜色、性状、气味以及胀奶情况；使用母乳喂养禁忌药物时及时沟通并指导排空乳汁及人工喂养；注意保暖，保持衣物清洁，保证产妇休息（10 分）。

（3）落实治疗：遵医嘱给予抗生素防治感染，应用抗生素注意使用间隔时间，维持血液中有效浓度（10 分）。

（4）营养指导：指导产妇进食营养丰富、高蛋白、高热量、高维生素的食物。多饮汤水，保证足够的液体摄入（10 分）。

（5）心理护理：加强沟通，缓解产妇焦虑情绪（10 分）。

（6）健康教育：治疗期间不要盆浴，可采用淋浴（10 分）。

【应选择的临床操作】生命体征监测—皮内注射—静脉输液。

【知识拓展】

母乳喂养注意事项：① 每次哺乳时都应该吸空一侧乳房后再吸吮另一侧乳房；② 每次哺乳后应将婴儿抱起轻拍背部 1～2 分钟，排出胃内空气，以防吐奶；③ 哺乳后产妇佩戴合适棉质乳罩；④ 乳汁不足时，应及时补充按比例稀释的牛奶；哺乳期以 10 个月至 1 年为宜。

项目六　异位妊娠患者案例分析

患者，女，32 岁，因"停经 56 天，阴道出血 3 天，右下腹疼痛 2 天，呕吐 2 次"入院。查体：体温 37.5 ℃，脉搏 110 次/分，呼吸 28 次/分，血压 75/45 mmHg。妇检：子宫颈举痛（＋），子宫前倾前屈，较正常稍大、软，子宫右侧可触及拇指大小块状物，尿 HCG（＋），后穹窿穿刺抽出 10 mL 不凝血。血常规：白细胞 10×10^9/L，中性粒细胞 0.8×10^9/L，血红蛋白 75 g/L。诊断：① 失血性休克；② 异位妊娠。医嘱：持续心电监护、吸氧、头孢替唑皮试及完善术前准备。

问题 1：按照轻重缓急的原则列出患者的 4 个护理问题（共 40 分，每个护理问题 10 分，护理问题应符合标准答案中的内容，否则不得分）。

问题 2：根据患者存在的护理问题，列出不少于 4 项主要护理措施（共 60 分）。

问题 3：结合患者病情及医嘱列出并完成 3 项临床操作（此处不计分）。
（1）
（2）
（3）

答案：

【护理问题】（共 40 分）。

（1）组织灌注量不足：血压 75/45 mmHg（10 分）。

（2）疼痛（10 分）。

（3）有感染的危险：阴道反复出血、血红蛋白 75 g/L（10 分）。

（4）恐惧：生命受到威胁及担心不能再次妊娠（10 分）。

【护理措施】

（1）病情观察：监测患者生命体征，观察并记录 24 小时出入量，评估疼痛程度并记录（15 分）。

（2）专科护理：启动休克应急预案，吸氧、保暖、开通两条静脉通道、备血、输血（15 分）。

（3）落实治疗：遵医嘱予抗生素治疗，并观察用药效果（10 分）。

（4）营养指导：术后指导产妇进食含铁、蛋白质、维生素等营养丰富易消化饮食（10 分）。

（5）心理护理：加强交流，及时解答患者疑问，做好生育相关知识宣教（10 分）。

【应选择的临床操作】心电监护—吸氧—皮试。

【知识拓展】

失血性休克的护理要点：① 严密观察并详细记录病人的意识状态、皮肤颜色、血压、脉搏、呼吸及尿量；② 迅速建立静脉通道，纠正低血压；③ 对失血过多尚未有休克征象者，及早补充血容量；④ 对失血多甚至休克者应及时输血，以补充同等血量为原则；⑤ 去枕平卧、吸氧、保暖；⑥ 及时做好手术准备。

项目七　子宫肌瘤患者案例分析

患者，女，48 岁，已婚育，因 "发现子宫增大 4 年" 入院。体检：体温 36.6 ℃，脉搏 76 次/分，呼吸 19 次/分，血压 132/90 mmHg。妇检：外阴已产型，阴道畅，黏膜无充血，宫颈肥大，见纳氏囊肿，无接触性出血，子宫前位，约 12 cm×11 cm×9 cm，质硬，活动可，无压痛，双侧附件区未及明显异常。门诊资料：盆腔彩超提示"多发子宫肌瘤（宫壁见数个稍低回声光团，边界清，轮廓规则，其一大小约 8.9 cm×6.7 cm），宫颈囊肿，宫腔内见节育环回声，位置正常"。宫颈 TCT 检查结果正常。诊断：多发性子宫肌瘤。医嘱：抽血查血常规、尿常规、肝功能、输血四项。2 日后全身麻醉下行"腹腔镜下全子宫切除术"。医嘱：心电监护、吸氧、头孢替唑 2.0 g 静脉点滴 bid。

问题 1：按照轻重缓急的原则列出患者的 4 个护理问题（共 40 分，每个护理问题 10 分，护理问题应符合标准答案中的内容，否则不得分）。

问题 2：根据患者存在的护理问题，列出不少于 4 项主要护理措施（共 60 分）。

问题 3：结合患者病情及医嘱列出并完成 3 项临床操作（此处不计分）。

（1）

（2）

（3）

答案：

【护理问题】（共 40 分）。

（1）有感染的危险（15 分）。

（2）应对无效：对子宫肌瘤治疗方案不知晓，抉择困难（15 分）。

（3）知识缺乏：缺乏子宫切除术后保健知识（10 分）。

【护理措施】

（1）病情观察：监测患者生命体征（10 分）。

（2）落实治疗：术后遵医嘱给予抗生素预防感染及止血治疗，注意用药后的反应（10 分）。

（3）活动与休息：术后平卧 6～8 小时后置枕、协助翻身，尿管拔除后下床活动（10 分）。

（4）饮食护理：术后禁食水 6～8 小时后进无糖流质，肛门排气后逐渐改半流质饮食至普食（10 分）。

（5）健康教育：向病人和家属介绍疾病知识，手术方式，术后复查的目的、时间，消除顾虑（10 分）。

【应选择的临床操作】生命体征测量—皮试—静脉输液。

【知识拓展】

子宫肌瘤分类。根据肌瘤与子宫肌壁的不同关系可分为 3 类：① 肌壁间肌瘤；② 浆膜下肌瘤；③ 黏膜下肌瘤。有时几种类型的肌瘤可以同时发生在同一子宫上，称为多发性子宫肌瘤。

项目八　宫外孕患者案例分析

患者，女，31 岁，因"停经 57 天，肛门坠胀 4 天"入院。查体：体温 36.3 ℃，脉搏 100

次/分，呼吸 23 次/分，血压 102/60 mmHg。神志清楚，双瞳孔等大等圆，表情淡漠，贫血貌，眼睑苍白。妇检：腹部隆起，无压痛及反跳痛，有移动性浊音。行后穹窿穿刺抽出不凝血 5 mL。B超检查：右附件区包块，宫内未见妊娠囊、宫腔内低回声、腹腔积液，最深约 8 mL。诊断：异位妊娠。在全麻下行"右侧输卵管切除术"，术中见右输卵管间质部破裂，有活动性出血，盆腔有积血，量约 3 500 mL，手术顺利。医嘱：心电监护、记录出入量、吸氧、输红细胞悬液 3 单位、输血浆 600 mL，头孢替唑 2.0 g 静脉点滴 bid。

问题 1：按照轻重缓急的原则列出患者的 4 个护理问题（共 40 分，每个护理问题 10 分，护理问题应符合标准答案中的内容，否则不得分）。

问题 2：根据患者存在的护理问题，列出不少于 4 项主要护理措施（共 60 分）。

问题 3：结合患者病情及医嘱列出并完成 3 项临床操作（此处不计分）。

（1）

（2）

（3）

答案：

【护理问题】（共 40 分）。

（1）有休克的危险，盆腔有积血，量约 3 500 mL（10 分）。

（2）活动无耐力：失血及手术（10 分）。

（3）焦虑：担心术后能否还会受孕（10 分）。

（4）有感染的危险，贫血及大量失血约 3 500 mL（10 分）。

【护理措施】

（1）病情观察：监测患者生命体征，记录出入量（10 分）。

（2）落实治疗：遵医嘱及时输血，使用抗生素，观察用药后反应（10 分）。

（3）专科护理：每天会阴消毒 1~2 次，尿管拔除后多饮水，勤排尿。保持外阴清洁（10 分）。

（4）活动指导：术后卧床时，于床上翻身，活动四肢；拔除尿管后早期下床活动，起床和下床活动时动作宜慢，避免跌倒（10 分）。

（5）饮食指导：术后禁食水 6~8 小时后可进食流质，肛门未排气前勿进食甜食或产气食物。排气后可慢慢过渡，由流质→半流质→软食→普食。饮食宜清淡、低盐、高蛋白、高维生素及富含铁剂，如动物血、瘦肉等（10 分）。

（6）心理护理：患者因一侧输卵管切除，思想负担较重，应多与患者及家属沟通，告知患者还有一侧输卵管在，仍然可以怀孕生育、拥有做母亲的权利。同时鼓励家属多与患者交流，以减轻患者的心理压力（10 分）。

【应选择的临床操作】心电监护—吸氧—静脉输液。

【知识拓展】

后穹窿穿刺术：是用穿刺针经阴道后穹窿刺入直肠子宫陷凹处，抽取积血、积液、积脓进行肉眼观察及生物化学、微生物学和病理检查的方法。该方法是妇产科常用的辅助诊断方法。

项目九　子宫颈癌患者案例分析

患者，女，45 岁，因"性生活后出现阴道流血 1 年，近 1 月前加重"入院。查体：体温 36.5 ℃，脉搏 80 次/分，呼吸 18 次/分，血压 110/75 mmHg。妇检：阴道穹隆光滑，宫颈肥大，失去正常形态，后唇呈菜花样组织增生，质脆，触之易出血，宫旁无增厚，子宫前位，正常大小，质韧，活动度良好，双附件区未触及明显异常。入院诊断：子宫颈癌。医嘱：术前准备、止血、头孢替唑 2.0 g bid 静脉点滴，宫颈癌根治术。

问题 1：按照轻重缓急的原则列出患者的 4 个护理问题（共 40 分，每个护理问题 10 分，护理问题应符合标准答案中的内容，否则不得分）。

问题 2：根据患者存在的护理问题，列出不少于 4 项主要护理措施（共 60 分）。

问题 3：结合患者病情及医嘱列出并完成 3 项临床操作（此处不计分）。

  （1）

  （2）

  （3）

答案：

【护理问题】（共 40 分）。

（1）有感染的危险：阴道反复出血（10 分）。

（2）排尿障碍：宫颈癌根治术后影响膀胱正常张力（10 分）。

（3）潜在并发症：营养失调（10 分）。

（4）恐惧：担心宫颈癌预后不良（10 分）。

【护理措施】

（1）病情观察：监测患者生命体征，注意体温变化。密切观察患者阴道出血量。术后 7 ~ 14 天拔除尿管后按医嘱测残余尿量，及时发现尿潴留（10 分）。

（2）落实治疗：遵医嘱给予抗生素预防感染及止血治疗，注意用药后的反应（10 分）。

（3）专科护理：术前 3 日遵医嘱消毒宫颈和阴道。术后保持外阴清洁（10 分）。

（4）饮食与活动：指导患者在长期卧床期间进行床上肢体活动，防止发生深静脉血栓。鼓励足量进食营养均衡易消化食物（10 分）。

（5）心理护理：加强交流，及时解答患者疑问（10 分）。

（6）出院指导：鼓励患者及家属参与出院计划的制订过程，以保证计划的可行性。给患者说明按时随访的重要性并遵医嘱按时随访（10 分）。

【应选择的临床操作】生命体征监测—皮试—静脉输液。

【知识拓展】

子宫颈癌与 HPV 疫苗：子宫颈癌在发展中国家是最常见的妇科恶性肿瘤。世界卫生组织

（WHO）2014 年即建议：具备条件的国家可引入 HPV 疫苗常规接种，将 HPV 疫苗作为预防宫颈癌综合策略的一部分。2018 年，HPV 疫苗引入中国。

项目十　绒毛膜癌患者案例分析

患者，女，26 岁，因"停经 45 天，不规则阴道流血 1 月，伴咳嗽、痰中带血 1 月"入院。查体：体温 36.5 ℃，脉搏 80 次/分，呼吸 18 次/分，血压 110/75 mmHg。专科检查：尿 HCG（＋），子宫如孕 4 月大小。胸片：右下肺见约 2 cm×2 cm×2 cm 团状阴影，肺纹理增粗。妇科 B 超：子宫大小 14 cm×9 cm×5 cm，可见多个蜂窝状低回声区，双附件未见明显异常。诊断：绒毛膜癌。医嘱：清宫术、化疗、吸氧、奥美拉唑 40 mg 静脉输液。化疗期间恶心、呕吐明显。

问题 1：按照轻重缓急的原则列出患者的 4 个护理问题（共 40 分，每个护理问题 10 分，护理问题应符合标准答案中的内容，否则不得分）。

问题 2：根据患者存在的护理问题，列出不少于 4 项主要护理措施（共 60 分）。

问题 3：结合患者病情及医嘱列出并完成 3 项临床操作（此处不计分）。

（1）

（2）

（3）

答案：

【护理问题】（共 40 分）。

（1）有感染的危险：化疗药物致白细胞下降（10 分）。

（2）营养失调：营养吸收低于机体需要量及化疗引起明显呕吐（10 分）。

（3）知识缺乏：缺乏有关疾病的治疗及预后的知识（10 分）。

（4）恐惧：担心疾病预后不良（10 分）。

【护理措施】

（1）病情观察：观察患者生命体征，注意体温变化（10 分）。

（2）落实治疗：遵医嘱正确使用化疗药物、抗生素等药物，观察用药后的反应（10 分）。

（3）专科护理：有肺部转移患者应卧床休息，有呼吸困难时采取半卧位并吸氧，保持呼吸道通畅；保持病房环境、皮肤及会阴清洁（10 分）。

（4）饮食护理：呕吐不能进食者，遵医嘱静脉补充机体所需能量；指导患者呕吐减轻时多进食清淡易消化、富含纤维素食物（10 分）。

（5）心理护理：主动向患者讲解本病的类别、特点、治疗及预后（10 分）。

（6）健康教育：指导患者定期随访（10 分）。

【应选择的临床操作】生命体征监测—吸氧—静脉输液。

【知识拓展】

治疗结束后应严密随访。随访时间：第一次出院后 3 个月，后每 6 个月 1 次至 3 年，此后每年 1 次至 5 年，以后可每 2 年 1 次。随访期间应严格避孕，一般于化疗停止≥12 个月方可妊娠。

第四部分 儿科护理学

项目一 高热惊厥患儿案例分析

患儿，女，1岁8个月，因"发热1天，抽搐1次"入院。查体：体温39.2 ℃，心率126次/分，呼吸34次/分，血压86/58 mmHg，患儿意识丧失，面色青紫，双眼上翻凝视，牙关紧闭，口吐白沫，双下肢抖动，无大小便失禁。既往无类似发作史，否认癫痫家族史，否认毒物接触史，无手术外伤史，无其他特殊病史。诊断：高热惊厥。遵医嘱给予10%水合氯醛7 mL保留灌肠，退热栓1/4粒塞肛，吸氧1 L/min，上心电监护，急查血常规，建立静脉通路，物理降温。

问题1：按照轻重缓急的原则列出患者的4个护理问题（共40分，每个护理问题10分，护理问题应符合标准答案中的内容，否则不得分）。

问题2：根据患者存在的护理问题，列出不少于4项主要护理措施（共60分）。

问题3：结合患者病情及医嘱列出并完成3项临床操作（此处不计分）。

答案：

【护理问题】（共40分）。

（1）体温过高：体温39.2 ℃（10分）。

（2）有窒息的危险：惊厥发作时面色青紫，双眼上翻凝视，牙关紧闭，口吐白沫（10分）。

（3）急性意识障碍：惊厥发作时意识丧失（10分）。

（4）有受伤的危险：与抽搐、意识障碍有关（10分）。

【护理措施】

（1）密切观察患儿病情变化，高热时及时采取物理降温及药物降温（15分）。

（2）惊厥发作时就地抢救，保持呼吸道通畅，必要时吸氧（15分）。

（3）遵医嘱给予止痉药物，保持患儿安静，减少刺激（15分）。

（4）床边设床挡，防止坠床；上下白齿之间垫牙垫，防止舌咬伤；惊厥发作时勿强行按压肢体，防止骨折或脱臼（15分）。

【应选择的临床操作】生命体征监测—吸氧—心电监护。

【知识拓展】

（1）院外高热惊厥的急救处理方法是怎样的？

答：①保持安静，禁止给孩子一切不必要的刺激，如掐人中、过度按压、拍打等。

②保持呼吸道通畅。将孩子放平，头偏向一侧，及时清理口腔内的分泌物、呕吐物，以免吸入气管窒息，可将小手帕折成小方块垫于上下白齿之间，防止舌咬伤。

③立即退热：予以退热药（首选退热栓，防止惊厥时口服退热药发生窒息等其他意外）；物理降温。

④送医院进一步处理。

（2）如何预防高热惊厥的再次发生？

答：发热及时治疗，密切监测体温变化，高热时立即给予退热处理。

项目二　免疫系统患儿案例分析

患儿，男，2 岁，因"发热 6 天，全身散在皮疹 3 天"入院。查体：体温 38.4 ℃，脉搏 124 次/分，心率 32 次/分，双手末端可见硬性肿胀伴脱屑，眼球结膜充血，杨莓舌，无寒颤和抽搐，精神食欲欠佳。予以口服布洛芬、肛入退热栓后体温可降至正常，间隔 3 ~ 4 小时体温复升，于家中口服"罗红霉素"症状无改善。实验室检查：白细胞 $20×10^9$/L，血沉（ESR）>101 mm/h。心脏彩超提示冠状动脉扩张。诊断：川崎病。入院后行甲基强的松龙、丙种球蛋白、退热等对症支持处理。

问题 1：按照轻重缓急的原则列出患者的 4 个护理问题（共 40 分，每个护理问题 10 分，护理问题应符合标准答案中的内容，否则不得分）。

问题 2：根据患者存在的护理问题，列出不少于 4 项主要护理措施（共 60 分）。

问题 3：结合患者病情及医嘱列出并完成 3 项临床操作（此处不计分）。

（1）

（2）

（3）

答案：

【护理问题】（共 40 分）。

（1）体温过高：体温 38.4 ℃（10 分）。

（2）有心血管功能受损的危险：心脏彩超提示冠状动脉扩张（10 分）。

（3）有皮肤黏膜完整性受损的危险：双手末端硬性肿胀伴脱屑、球结膜充血、杨莓舌（10 分）。

（4）活动无耐力：精神食欲欠佳（10 分）。

【护理措施】

（1）降低体温：监测体温，38.5 ℃ 以上每 30 分钟测量体温一次，38.5 ℃ 以下每小时测量体温一次，观察热型及伴随症状。病室维持适当的温湿度。低热予以温水浴等物理降温，高热时遵医嘱予以药物降温（15分）。

（2）心血管功能受损：严格控制输液量和速度，卧床休息，持续心电监护。密切观察患儿有无心血管损害的表现，如面色、精神状态、心率、心律、心音、心电图异常，立即报告医生给予处理（15分）。

（3）皮肤及黏膜的护理：保持皮肤清洁干燥，剪短指甲，以免抓伤，衣被应选择质地柔软的布料，对半脱的痂皮用干净剪刀剪除，切忌强行撕脱，防止出血感染。观察口腔黏膜病损状况，每天口腔护理3次，避免食坚硬、辛辣食物，口唇干裂可涂油剂。每日用生理盐水冲洗眼1~2次，保持眼部清洁，预防感染（15分）。

（4）活动无耐力：急性期卧床休息，帮助患儿翻身，下床活动一定要有人搀扶，防止体位性的低血压导致的跌倒损伤（15分）。

【应选择的临床操作】心电监护—生命体征监测—静脉输液。

【知识拓展】

对皮肤黏膜淋巴结综合征的患儿出院时应如何宣教？

答：① 合理饮食：给予易消化、高蛋白、维生素丰富的食物。

② 告知3~6个月内患儿不要接种疫苗，因为疾病本身和丙种球蛋白的治疗影响免疫系统。

③ 注意休息，避免剧烈运动，按时按量服药，无心脏受累的患儿可进行日常活动，但若有冠状动脉瘤的患儿，应适量活动。

④ 定期复查血常规、血沉直至恢复正常，无冠状病变的患儿于出院后1个月、3个月、6个月及1年全面检查一次，有冠状动脉扩张者，应长期密切随访，直至消退。

项目三　泌尿系统患儿案例分析

患儿，女，11岁，因"全身浮肿1月余"入院。查体：体温36.8 ℃，脉搏102次/分，呼吸24次/分，血压110/70 mmHg，神志清楚，全身浮肿，双眼睑、颜面浮肿明显。咽充血，未见疱疹，双扁桃体Ⅰ°肿大，颈软，呼吸平稳，口唇红润，双肺呼吸音稍粗糙，未闻及干湿啰音，腹胀明显，腹围96 cm，移动性浊音（+），双下肢水肿明显，呈凹陷性水肿。辅助检查：尿蛋白3+，总蛋白33.7 g/L，白蛋白11.6 g/L，IgG1.54 g/L，示免疫力低下。既往诊断肾病综合征5月余。诊断：肾病综合征，急性扁桃体炎。医嘱给予心电监护，头孢他啶、低分子肝素钠、呋塞米、右旋糖酐等抗感染、抗凝、利尿消肿、支持对症治疗。低盐低脂优质蛋白饮食，卧床休息，监测血压q8h，记录24小时出入量。

问题1：按照轻重缓急的原则列出患者的4个护理问题（共40分，每个护理问题10分，护理问题应符合标准答案中的内容，否则不得分）。

问题 2：根据患者存在的护理问题，列出不少于 4 项主要护理措施（共 60 分）。

问题 3：结合患者病情及医嘱列出并完成 3 项临床操作（此处不计分）。

      （1）

      （2）

      （3）

答案：

【护理问题】（共 40 分）。

（1）体液过多：全身浮肿，双眼睑、颜面浮肿明显，腹围 96 cm，移动性浊音（＋），双下肢水肿明显，呈凹陷性水肿（10 分）。

（2）营养失调：尿蛋白 3+，总蛋白 33.7 g/L，白蛋白 11.6 g/L（10 分）。

（3）有感染的危险：IgG1.54 g/L，示免疫力低下（10 分）。

（4）有皮肤完整性受损的危险：全身浮肿，双下肢水肿明显，呈凹陷性水肿（10 分）。

【护理措施】

（1）密切监测患者生命体征及病情变化，卧床休息，准确及时用药及记录 24 小时出入量，每日测量腹围、体重，观察水肿消退情况（15 分）。

（2）指导患儿进食低盐、低脂、优质蛋白饮食，保证营养的充分摄入（15 分）。

（3）预防感染：保持环境及个人卫生，做好保护性隔离，与感染患儿分室收治，减少探视人数，加强皮肤及会阴处清洁，严重水肿时避免肌肉注射，注意监测体温、血象，发现感染及时处理（15 分）。

（4）保持皮肤清洁卫生，经常更换体位，避免水肿部位长时间受压，必要时使用气垫床预防压力性损伤。（15 分）。

【应选择的临床操作】心电监护—静脉输液—生命体征监测。

【知识拓展】

（1）如何测量腹围、体重？

答：体重及腹围的测量均应在清晨空腹排尿后进行，称体重时应标定体重秤；测量腹围时应掌握正确方法，嘱患者平卧用软尺经脐绕腹一周，测得的周长即为腹围（通常以厘米为单位），呼气和吸气时测量均可，但注意每次都应以同样的时间、体位、部位、方法测量，要么都是吸气，要么都是呼吸，将测量的误差降至最小，并做好记录。

（2）如何留取 24 小时尿标本？

答：留取 24 小时尿标本前嘱家属备好清洁、带盖、容量为 3 000～5 000 mL 的桶。具体方法如下：清晨 8 时解的第一次小便弃之（可用于留取尿常规、尿红细胞位相等）。8:00 以后至次日 8:00，24 小时内每次的排尿量都保留在小桶里。在小桶里留取第 1 次小便后到护士站告知护士，由护士根据留取项目倒入相对应的防腐剂，并与尿液混匀，必须加盖密闭，防止气味外溢。至次日 8:00 无论是否想解小便，都排一次小便于小桶中。将 24 小时尿收集搅匀，记总量。将混匀的 24 小时尿液抽取 10 mL 放入尿标本容器中，由护士记录总量并打印出尿标本条码贴在容器上，及时送至检验科化验。注意：①留第1次尿后一定要放防腐剂，以免尿液变质。②全天小便必须全部解在小桶中，必须加盖密封。③请勿混入大便。

项目四　神经系统患儿案例分析

患儿，女，1岁，因"发热3天，呕吐伴抽搐2次"入院。查体：体温38.7℃，呼吸40次/分，心率140次/分，呕吐呈喷射状；抽搐时意识丧失、双眼上翻、四肢强直，持续约1分钟。神清，精神欠佳，易激惹，前囟稍饱满，颈软，双侧瞳孔等大等圆，约2.5 mm，对光反射迟钝，呼吸费力，三凹征（＋），口唇紫绀，双肺呼吸音粗糙，可闻及干湿啰音，心音有力，心律齐，各瓣膜听诊区未闻及明显杂音，腹部平软，肝脾肋下未触及，生理反射存在，双侧巴氏征阳性，克氏征阴性，布氏征阴性。腰椎穿刺脑脊液检查示"化脓性脑膜炎"；胸片检查示：支气管肺炎。医嘱给予甘露醇脱水降颅压，抗感染，止咳化痰，雾化吸入，止惊等对症支持治疗。

问题1：按照轻重缓急的原则列出患者的4个护理问题（共40分，每个护理问题10分，护理问题应符合标准答案中的内容，否则不得分）。

问题2：根据患者存在的护理问题，列出不少于4项主要护理措施（共60分）。

问题3：结合患者病情及医嘱列出并完成3项临床操作（此处不计分）。

（1）

（2）

（3）

答案：

【护理问题】（共40分）。

（1）颅内压增高：呕吐呈喷射状（10分）。

（2）气体交换障碍：呼吸费力，三凹征（＋），口唇紫绀（10分）。

（3）体温过高：体温38.7℃（10分）。

（4）有受伤的危险：抽搐时意识丧失、双眼上翻、四肢强直（10分）。

【护理措施】

（1）密切监测患儿生命体征和瞳孔变化，详细记录观察结果，警惕脑疝的发生（15分）。

（2）遵医嘱给氧，监测血氧饱和度，备好呼吸机等抢救物品（15分）。

（3）发热护理：监测体温，及时给予物理降温或药物降温，保持皮肤干燥，鼓励患儿多饮水，保证机体液量的需求，必要时静脉补液（15分）。

（4）防止外伤、意外：专人守护患儿，患儿惊厥发作时头偏向一侧，保护口腔以免舌咬伤，加床挡保护。呕吐时头偏向一侧，保持呼吸道通畅，防止误吸窒息（15分）。

【应选择的临床操作】生命体征监测—吸氧—静脉输液。

【知识拓展】

（1）癫痫持续状态处理流程是什么？

答：对任何超过5分钟的全面性惊厥性痫样发作（GCSE）应按表2所示的步骤处理。

表2　癫痫持续状态处理流程

0~5分钟	适当体位，维持气道通畅，监测生命体征，吸氧，维持心血管功能，开放静脉通道，抽血进行实验室检查
5~10分钟	纠正可能的低血糖，使用抗癫痫的一线药物静脉注射（地西泮或劳拉西泮）
10~20分钟	如果第一剂地西泮使用后5分钟仍不能中止，重复静脉注射地西泮；如果发作中止，使用一种二线药物（苯妥英钠或丙戊醇）防止复发
20~30分钟	静注负荷剂量苯妥英钠或丙戊醇。监测心率和血压
>30分钟	确诊癫痫持续状态（SE）。几乎都需要气管插管，考虑咪唑西泮和（或）异丙嗪、苯巴比妥麻醉，大剂量地西泮或其他全身麻醉药物，根据个人经验调整各种药物

（2）脑细胞主要供能方式是什么？

答：正常成年人脑组织主要依赖葡萄糖的有氧氧化供能，当发生低血糖或缺氧时，可引起脑功能活动障碍，出现头晕等症状，重者可发生抽搐甚至昏迷。

项目五　循环系统患儿案例分析

患儿，男，1岁，因"活动后呼吸困难，面色紫绀"入院。查体：体温36.5 ℃，心率120次/分，呼吸30次/分，血压70/50 mmHg，体重7 kg，头发枯黄，口唇、鼻尖、耳垂、指（趾）青紫明显，伴杵状指（趾），双肺呼吸音清，胸骨左缘闻及Ⅲ级收缩期杂音，肺动脉瓣第二心音减弱，腹软，肝脾未及，神经系统（—），胸部X线显示心影呈靴形，双肺纹理减少，心电图提示右心肥大。心脏彩超示：法洛四联症。

问题1：按照轻重缓急的原则列出患者的4个护理问题（共40分，每个护理问题10分，护理问题应符合标准答案中的内容，否则不得分）。

问题2：根据患者存在的护理问题，列出不少于4项主要护理措施（共60分）。

问题3：结合患者病情及医嘱列出并完成3项临床操作（此处不计分）。

（1）

（2）

（3）

答案：

【护理问题】（共 40 分）。

（1）活动无耐力：活动后气急（10 分）。

（2）营养失调：头发枯黄、口唇、鼻尖、耳垂、指（趾）青紫明显（10 分）。

（3）生长发育迟缓：体重 7 kg，生长发育明显落后（10 分）。

（4）潜在并发症：心力衰竭，吃奶后呼吸困难，烦躁（10 分）。

【护理措施】

（1）安排好患儿作息时间，保证充分睡眠、休息，护理操作集中进行（15 分）。

（2）供给充足能量、蛋白质和维生素（15 分）。

（3）加强日常护理，耐心喂养，增强体质，预防感染（15 分）。

（4）吸氧，密切观察生命体征（15 分）。

【应选择的临床操作】吸氧—心电监护—静脉输液。

【知识拓展】

法洛四联症患儿如何通过病情观察防止并发症的发生？

答：① 防止患儿因活动、哭闹等引起缺氧发作，一旦发生立即将患儿置于膝胸卧位，以增加体循环阻力，减少右向左分流，同时给予吸氧，通知医生进一步治疗。

② 法洛四联症患儿血液黏稠度高，发热、出汗、呕吐、腹泻时加重血液浓缩易形成血栓，因此要注意供给充足液体，必要时可静脉输液。

③ 若观察发现患儿心率增快、端坐呼吸、水肿、肝大等为心力衰竭的表现，立即置患儿于半卧位，给予吸氧，按心衰护理。

项目六　血液系统患儿案例分析

患儿，男，3 岁。因"双下肢皮肤瘀斑伴疼痛半月余"入院。查体：体温 38.3 ℃，呼吸 28 次/分，心率 132 次/分，血压 87/50 mmHg，咽稍充血，双侧扁桃体Ⅱ，血沉 108 mm/h，骨髓穿刺检查示急性淋巴细胞白血病。查血：白细胞计数（WBC）$4.16×10^9$/L；中性粒细胞 3%；淋巴细胞 84%；幼稚细胞 13%；红细胞计数（RBC）$2.79×10^{12}$/L；血红蛋白 85 g/L；血小板计数（PLT）$13×10^9$/L；C 反应蛋白<5.0 mg/L；超敏 C 反应蛋白 2.19 mg/L。诊断：① 急性淋巴细胞白血病；② 急性支气管炎。医嘱给予 VDLD 方案诱导治疗及抗感染、营养细胞、预防真菌感染、提升粒细胞等治疗，积极联系输注血小板，定期复查血常规、生化、弥散性血管内凝血（DIC）等，随病情变化调整治疗。

问题 1：按照轻重缓急的原则列出患者的 4 个护理问题（共 40 分，每个护理问题 10 分，护理问题应符合标准答案中的内容，否则不得分）。

问题 2：根据患者存在的护理问题，列出不少于 4 项主要护理措施（共 60 分）。

问题 3：结合患者病情及医嘱列出并完成 3 项临床操作（此处不计分）。

（1）

（2）

（3）

答案：

【护理问题】（共 40 分）。

（1）体温过高：体温 38.3 ℃（10 分）。

（2）活动无耐力：血红蛋白 85 g/L（10 分）。

（3）有感染的危险：白细胞计数（WBC）4.16×10^9/L；中性粒细胞 3%；超敏 C 反应蛋白 2.19 mg/L（10 分）。

（4）皮肤黏膜完整性受损：双下肢瘀斑，血小板计数（PLT）13×10^9/L（10 分）。

【护理措施】

（1）密切监测患者生命体征及病情变化，卧床休息，监测体温，遵医嘱行退热处理，观察降温效果，防止虚脱，防治感染（15 分）。

（2）嘱患儿卧床休息，经常更换体位，预防压疮，给予高热量、高蛋白、高维生素的饮食，鼓励进食，食物应清洁、卫生，食具应消毒（15 分）。

（3）行保护性隔离，与其他病种患儿分室而居，防止交叉感染，限制探视，接触患儿前认真洗手，注意患儿个人卫生，做好口腔及皮肤的护理，用软毛刷刷牙（15 分）。

（4）防治出血，遵医嘱给予抗感染输血治疗，严格执行无菌技术操作，合理选用静脉给药途径，保护患儿血管（15 分）。

【应选择的临床操作】 心电监护—皮试—静脉输液。

【知识拓展】

如何正确使用化疗药物？

答：①熟悉各种化疗药物的药理作用及特性，了解化疗方案及给药途径，正确给药。化疗前先留置 PICC 导管，保护患儿血管，防止药液渗漏致皮肤坏死；对于易致过敏的药物，用药前要询问过敏史，并于用药过程中注意观察；对于需避光的药物使用时要避光；鞘内注射者，术后应平卧 4~6 小时。②观察和处理药物毒性作用：监测血象，防治感染，观察有无出血倾向和贫血表现；恶心呕吐严重者，化疗前半小时给予止吐药；加强口腔护理，给予清淡流质或半流质饮食，溃疡疼痛明显者，可给局麻药或溃疡糊剂；环磷酰胺可致出血性膀胱炎，使用前要先碱化；另外告知化疗可导致脱发及"满月脸"和情绪改变等副作用，消除患者焦虑情绪。③操作中护士要注意自我防护及环境保护：化疗药在生物安全柜下配置，减少污染；操作者戴手套、口罩、面罩或护目镜；避免药液喷洒，一旦药液溅到皮肤黏膜上马上冲洗干净；所有用物应专门处置。

项目七 消化系统患儿案例分析

患儿，男，8月，因"发热、腹泻、呕吐4天"入院。查体：体温38℃，脉搏138次/分，体重9 kg。最高体温39℃，大便10余次，为蛋花样黄色稀水便，起病半天即出现呕吐，每日5~6次，为胃内容物，非喷射状，拒食，精神萎靡，皮肤干，弹性差，前囟和眼眶凹陷，口腔黏膜干，尿量明显减少，咽红，双肺呼吸音粗，心音有力，腹胀明显，四肢稍凉，膝腱发射正常，肛周皮肤发红。辅助检查：血钠123 mmol/L，血钾2.9 mmol/L，血HCO₃18 mmol/L。诊断：重型腹泻。医嘱给予静脉输液治疗。

问题1：按照轻重缓急的原则列出患者的4个护理问题（共40分，每个护理问题10分，护理问题应符合标准答案中的内容，否则不得分）。

问题2：根据患者存在的护理问题，列出不少于4项主要护理措施（共60分）。

问题3：结合患者病情及医嘱列出并完成3项临床操作（此处不计分）。

（1）

（2）

（3）

答案：

【护理问题】（共40分）。

（1）体温过高：最高体温39℃（10分）。

（2）腹泻：大便10余次，为蛋花样黄色稀水便（10分）。

（3）体液不足：皮肤干，弹性差，前囟和眼眶凹陷，口腔黏膜干，尿量明显减少（10分）。

（4）水电解质平衡紊乱：血钠123 mmol/L，血钾2.9 mmol/L，血HCO₃18 mmol/L（10分）。

【护理措施】

（1）发热的护理：遵医嘱给予物理或药物降温，观察使用药物后体温是否下降（12分）。

（2）密切观察病情。① 观察患儿低血钾酸中毒的表现：全身乏力、吃奶无力、肌张力低下、呼吸深快、口唇樱红，及时报告医生；② 观察患儿大便次数、颜色、性状及量，并准确记录24小时出入量；③ 观察患儿脱水程度：前囟和眼窝凹陷有无减轻，观察皮肤弹性，口腔黏膜干燥是否好转（12分）。

（3）按医嘱要求全面安排24小时的液体总量，并遵循"补液原则"分期分批输注（12分）。

（4）调整饮食，继续喂养，但必须调整和限制饮食。双糖酶缺乏者，不用蔗糖，暂停乳类（12分）。

（5）臀部护理，尿布勤更换，每次便后用温水洗净臀部并擦干，局部涂5%鞣酸软膏（12分）。

【应选择的临床操作】生命体征监测—静脉输液—心电监护。

【知识拓展】

腹泻患儿的补液注意事项是什么？

答：① 第 1 天补液量含累积损失、继续损失、生理需要量，轻度脱水 90～120 mL/kg，中度脱水 120～150 mL/kg，重度脱水 150～180 mL/kg。

② 第 2 天补液量含继续损失量和生理需要量。

③ 先浓后淡，先快后慢，先盐后糖，见尿补钾，抽搐补钙。

项目八　新生儿疾病患儿案例分析

患儿，男，出生 1 天，因"出生后呼吸困难，全身紫绀"入院。查体：体温 35.3 ℃，呼吸 65 次/分，心率 168 次/分，血压 39/20 mmHg，患儿因其母"难娩流产"顺产娩出，系"孕 4 产 2 孕 28 周+1 天"早产儿，出生体重 1 200 g，羊水 I 度粪染，脐带绕颈 2 周，胎盘正常，新生儿评分（Apgar）4～5 分。患儿鼻导管吸氧下全身皮肤紫绀，呻吟，呼吸三凹征（＋），听诊双肺呼吸音弱，心律齐，未闻及杂音，腹软，肝脾肋下未及肿大，肠鸣音弱，脐带结扎完好，四肢肌张力减弱，肢端凉。动脉血气分析：PaO_2 46 mmHg，$PaCO_2$ 56 mmHg；pH 7.26。X 线检查：双肺野透明度降低，呈"白肺"表现。诊断：新生儿肺透明膜病，新生儿窒息，极低体重儿，早产儿。医嘱给予气管插管呼吸机辅助通气，肺表面活性物质气管注入治疗。

问题 1：按照轻重缓急的原则列出患者的 4 个护理问题（共 40 分，每个护理问题 10 分，护理问题应符合标准答案中的内容，否则不得分）。

问题 2：根据患者存在的护理问题，列出不少于 4 项主要护理措施（共 60 分）。

问题 3：结合患者病情及医嘱列出并完成 3 项临床操作（此处不计分）。

（1）

（2）

（3）

答案：

【护理问题】（共 40 分）。

（1）气体交换障碍：自主呼吸弱，全身皮肤紫绀，呻吟，呼吸三凹征（＋）（10 分）。

（2）心输出量减少：心率 168 次/分，血压 39/20 mmHg，肢端凉，四肢肌张力减弱（10 分）。

（3）体温过低：体温 35.3 ℃，肢端凉（10 分）。

（4）有感染的危险：早产儿，给予气管插管呼吸机辅助通气，有发生呼吸机相关性感染的危险（10 分）。

【护理措施】

（1）根据病情给予呼吸机辅助呼吸或鼻导管给氧辅助治疗（15 分）。

（2）密切监测患儿心率、血压、尿量变化，根据病情及时调整输液速度（15分）。

（3）给予保暖，患儿放置在红外线辐射台上时，注意使用保鲜膜自颈部以下包裹，头部戴帽子或包裹保鲜膜进行保温保湿，每30分钟监测一次体温，直至体温升至正常并尽快将患儿转至早产儿暖箱。继续密切监测体温（15分）。

（4）严格无菌操作技术，避免交叉感染，同时密切监测生命体征和血气分析，每天评估病情，及时拔除气管插管，防止呼吸机相关性肺炎的发生（15分）。

【应选择的临床操作】吸氧—心电监护—生命体征监测。

【知识拓展】

新生儿肺透明膜病气管注入肺表面活性物质的护理应注意什么？

答：确诊新生儿肺透明膜病后尽量在24小时内给药，用药前彻底清除口、鼻及气道内的分泌物，肺表面活性物质药先放置在暖箱内或辐射台上复温溶解，通过气管插管缓慢滴入，滴入后给予复苏囊加压通气30分钟，使其充分弥散，然后根据病情必要时连接呼吸机辅助通气，滴入药物30分钟内禁止吸痰。严密监测血氧饱和度、心率、呼吸和血压的变化。

项目九　新生儿疾病患儿案例分析

患儿，女，出生10天，因"发热1天，呼吸困难，精神差，拒奶"入院。患儿系"孕1产1孕38周+5天"顺产娩出，出生体重3 500 g，无胎膜早破及宫内窒息史，新生儿评分（Apgar）9～10分。查体：体温38.3 ℃，心率152次/分，呼吸59次/分，血压65/40 mmHg，头围34 cm，胸围32 cm，前囟平软，呼吸费力，三凹征（+），听诊双肺呼吸音粗，双肺底散在湿啰音，可闻及痰鸣音，无抽搐、尖叫、肢体抖动等不适。实验室检查：白细胞计数（WBC）17.09×10^9/L；中性细胞69.6%；血糖<2.0 mmol/L。诊断：新生儿感染性肺炎，新生儿低血糖。医嘱给予静脉推注葡萄糖和抗生素静脉点滴治疗。

问题1：按照轻重缓急的原则列出患者的4个护理问题（共40分，每个护理问题10分，护理问题应符合标准答案中的内容，否则不得分）。

问题2：根据患者存在的护理问题，列出不少于4项主要护理措施（共60分）。

问题3：结合患者病情及医嘱列出并完成3项临床操作（此处不计分）。

　　　　（1）

　　　　（2）

　　　　（3）

答案：

【护理问题】（共 40 分）。

（1）清理呼吸道无效：痰多，可闻及痰鸣音（10 分）。

（2）体温过高：体温 38.3 ℃（10 分）。

（3）营养失调：拒奶（10 分）。

（4）有血糖不稳定的危险：血糖<2.0 mmol/L（10 分）。

【护理措施】

（1）密切监测患儿生命体征及病情变化，每 2 小时更换一次体位，生命体征稳定情况下可以间断采取俯卧位，及时吸痰，保持呼吸道通畅（15 分）。

（2）密切监测患儿体温变化，适当降低暖箱温度设置，遵医嘱物理降温（15 分）。

（3）静脉补充营养同时给予鼻饲喂养，严格鼻饲操作规程，防止发生非计划拔管或返流误吸（15 分）。

（4）定时监测血糖值，遵医嘱调整葡萄糖输注速度或浓度（15 分）。

【应选择的临床操作】 吸痰—鼻饲—静脉输液。

【知识拓展】

新生儿肺炎患儿在喂奶时如何防止呛奶窒息？

答：首先保持呼吸道通畅，在喂奶前给予雾化并充分吸痰，将患儿放置半卧位喂奶，若呼吸费力，吸吮无力者采取留置胃管鼻饲喂奶，鼻饲后取侧卧位，加强巡视严密监测面色、血氧饱和度、呼吸和心率。

项目十 呼吸系统疾病患儿案例分析

患儿，男，1 岁，因"咳嗽 11 天，发热 1 天"入院。入院时查体：体温 39 ℃，心率 160 次/分，呼吸 50 次/分。神志清楚，精神差，呼吸急促，双肺呼吸音粗，可闻及痰鸣音，呈剧烈性咳嗽，有痰不易咳出，伴颜面青紫，口唇发绀，呼吸费力。血常规检查：白细胞 14.2×10^9/L。诊断：重症肺炎。立即遵医嘱给予抗感染，雾化，吸氧治疗。

问题 1：按照轻重缓急的原则列出患者的 4 个护理问题（共 40 分，每个护理问题 10 分，护理问题应符合标准答案中的内容，否则不得分）。

问题 2：根据患者存在的护理问题，列出不少于 4 项主要护理措施（共 60 分）。

问题 3：结合患者病情及医嘱列出并完成 3 项临床操作（此处不计分）。

（1）

（2）

（3）

答案：

【护理问题】（共 40 分）。

（1）清理呼吸道无效：咳嗽剧烈，有痰不易咳出，伴颜面青紫，肺部听诊明显痰鸣音（10 分）。

（2）气体交换受损：呼吸急促，费力，口唇发绀（10 分）。

（3）体温过高：体温 39 ℃（10 分）。

（4）潜在并发症：心力衰竭。精神差，心率 160 次/分，呼吸 50 次/分（10 分）。

【护理措施】

（1）密切监测患儿生命体征，保持呼吸道通畅，半靠卧位或头肩部抬高 30°（12 分）。

（2）观察患儿有无三凹征，有无点头呼吸。密切观察患儿有无心力衰竭的表现（12 分）。

（3）遵医嘱给予雾化吸入，协助拍背排痰，遵医嘱吸痰；遵医嘱及时给予氧气吸入，并观察吸氧后，面色青紫有无减轻，口唇紫绀有无减轻（12 分）。

（4）高热的护理：遵医嘱给予物理或药物降温，观察使用药物后体温是否下降，注意补充水分（12 分）。

（5）卧床休息，保持安静，严格控制输液速度，密切观察患儿精神，面色、生命体征及尿量的情况（12 分）。

【应选择的临床操作】吸痰—吸氧—心电监护。

【知识拓展】

如何通过病情观察及早发现心衰的发生？

答：密切监测患儿神志、面色、心率、呼吸等。当患儿出现烦躁不安、面色苍白、呼吸>60 次/分、心率>180 次/分、心音低钝，肝在短时间内急剧增大时是心力衰竭的表现，应及时通知医生，减慢输液速度，备好强心剂和利尿剂准备抢救。

第五部分 眼耳鼻喉口腔科护理学

项目一 视网膜疾病患者案例分析

患者，男，59 岁，因"右眼眼前突然黑朦近 1 小时"急诊入院。查体：体温 36.7 ℃，脉搏 72 次/分，呼吸 18 次/分，血压 180/110 mmHg。无眼痛，视力检查右眼 Vod 光感，不能矫正，左眼 Vos0.8，右眼角膜透明，瞳孔散大，直接对光反射迟缓，眼底见后极部视网膜水肿，呈灰白色，黄斑区见樱桃红点。既往高血压病史十余年。诊断：① 视网膜中央动脉阻塞；② 高血压。医嘱给予持续吸氧 3～4 L/min，舌下含服硝酸甘油 1 片，眼球后注射妥拉苏林 12.5 mg，同时按摩眼球降低眼压，5%葡萄糖注射液 500 mL+丹参注射液 20 mL 静脉滴注，VitB1、VitB12 肌肉注射。

问题1：按照轻重缓急的原则列出患者的 4 个护理问题（共 40 分，每个护理问题 10 分，护理问题应符合标准答案中的内容，否则不得分）。

问题2：根据患者存在的护理问题，列出不少于 4 项主要护理措施（共 60 分）。

问题3：结合患者病情及医嘱列出并完成 3 项临床操作（此处不计分）。

（1）

（2）

（3）

答案：

【护理问题】（共 40 分）。

（1）感知紊乱：视力障碍 Vod 光感，不能矫正（10 分）。

（2）恐惧：因视力突然丧失，担心恢复不良（10 分）。

（3）有受伤的危险：与视力障碍，高血压有关（10 分）。

（4）知识缺乏：缺乏视网膜中央动脉阻塞与全身血管性疾病有密切关系的知识（10 分）。

【护理措施】

（1）立即吸氧，告知吸氧的目的、用氧安全（15 分）。

（2）迅速建立静脉通道，遵医嘱用药；按摩眼球，降低眼压（15 分）。

（3）注意观察视力变化，急救期检查 1 次/1～2 h，以后 2 次/天；监测血压情况，防止低血压，防止跌倒受伤，保证患者安全（15 分）。

（4）告知患者高血压、动脉硬化等全身疾病易发生血管阻塞，指导患者低盐低脂饮食，一旦出现一过性或阵发性黑朦，应立即就诊（15 分）。

【应选择的临床操作】 吸氧—静脉输液—心电监护。

【知识拓展】

（1）视网膜动脉阻塞病因有哪些？

答：血管壁受损；血管痉挛；栓子阻塞。合并糖尿病、高血压、心脏病、颈动脉粥样硬
　　化、血黏度增高或青光眼的病人容易发生血管阻塞。

（2）视网膜动脉阻塞临床表现有哪些？

答：① 突发；② 无痛性；③ 视力急剧下降至眼前指数甚至无光感；④ 瞳孔散大，直接
　　对光反射极度迟缓，间接对光反射存在；⑤ 樱桃红点，眼底典型表现为后极部视网
　　膜灰白、水肿，黄斑相对呈红色。

项目二　人工晶体植入术患者案例分析

　　患者，男，4 岁 8 个月，因"双眼白内障术后无晶体眼 2 年"入院。查体：Vod：Fc/20 cm，
矫正视力 0.02，Vos0.02，矫正视力 0.25，双眼角膜透明，前房深，瞳孔 3 mm，圆，居中，对
光反射灵敏，晶体缺如，眼底视网膜平伏，眼压右 21 mmHg，左 21 mmHg。诊断：双眼白内
障术后无晶体眼。术前检查：葡萄糖测定、血细胞分析、凝血四项、输血全套、常规心电图
检查、角膜内皮、人工晶体度数检查、胸部正位 DR。术前准备：冲洗泪道、结膜囊、术前 30
分钟扩瞳。在全麻下行"双眼人工晶体植入术"。医嘱：点左氧氟沙星眼药水，双眼 qid；术
后注意观察眼压、眼内情况。

问题 1：按照轻重缓急的原则列出患者的 4 个护理问题（共 40 分，每个护理问题 10 分，
　　　　护理问题应符合标准答案中的内容，否则不得分）。

问题 2：根据患者存在的护理问题，列出不少于 4 项主要护理措施（共 60 分）。

问题 3：结合患者病情及医嘱列出并完成 3 项临床操作（此处不计分）。

　　　　（1）

　　　　（2）

　　　　（3）

答案：

【护理问题】（共 40 分）。

（1）有窒息的危险：气管插管全麻术后，患者喉部可能存在损伤、水肿，或者呕吐物引
　　起的误吸窒息（10 分）。

（2）眼压增高：人工晶体的植入、眼内出血等原因（10 分）。

（3）有角膜受损的危险：患者自行点眼药，眼药瓶嘴划伤角膜（10 分）。

（4）有跌倒的危险：术后第一天双眼包盖（10分）。

【护理措施】

（1）密切监测患者生命体征及病情变化，去枕平卧头偏向一侧，保持呼吸道通畅，持续低流量吸氧（15分）。

（2）密切观察患者眼部情况，监测眼压，倾听患者主诉，如出现眼胀、眼疼立即通知医生。（15分）。

（3）落实眼药治疗及健康宣教：术前、术后护士遵医嘱给病人点眼药水，并教会病人家属正确点眼药水，防止因方法不当损伤角膜（15分）。

（4）要求患儿家属24小时陪护，签署防跌倒安全告知书，做好防跌倒宣教（15分）。

【应选择的临床操作】吸氧—心电监护—生命体征监测。

【知识拓展】

（1）视力障碍的患者护理措施有哪些？

答：① 针对视力障碍的病人，加强巡视，做好安全教育；根据病人的自理能力，及时给予必要的帮助；床头悬挂"防跌倒"标识；② 病人入院时，详细介绍病房环境，特别是暗室、浴室等容易跌倒的地方要加强提示；病人生活用品固定放置，呼叫器置于病人身边，并教会病人使用；③ 提供充足的光线，通道无障碍物；床栏及卫生间防滑垫、扶手等安全设施齐全，并加强提示。

（2）对人工晶体植入手术后，患者应该掌握的知识有哪些？

答：① 指导病人术后当日宜取平卧位，1天后可自由体位，禁烟酒、浓茶、辛辣刺激性食物；② 指导病人术后三个月内勿突然低头、弯腰、防止术眼碰伤，避免重体力劳动和剧烈活动；注意保暖，预防感冒、咳嗽，防止便秘；③ 教会病人滴眼药和涂眼膏的正确方法；嘱病人不宜长时间用眼，多休息，外出时戴防护眼镜；④ 严格按医嘱门诊随访，若出现头痛、眼痛、视力下降、恶心、呕吐等症状，立即就诊；⑤ 术后配镜指导：嘱病人手术3个月后屈光状态稳定时，验光配镜。

项目三　支气管异物患者案例分析

患儿，男，1岁7个月，因"4天前吃瓜子时哭闹，出现剧烈咳嗽，呕吐。当时无憋气、紫绀及呼吸困难，未予重视，随后出现反复吼喘、发热"入院。查体：体温36.6 ℃。神智清楚，口唇红润，呼吸平稳，无紫绀及三凹征，肺部听诊双肺呼吸音粗，闻及哮鸣音，心腹部未见明显异常。行胸部CT示右主支气管内异物。诊断：支气管异物。拟于当日急诊行"支气管镜检加异物取出术"。

问题1：按照轻重缓急的原则列出患者的4个护理问题（共40分，每个护理问题10分，护理问题应符合标准答案中的内容，否则不得分）。

问题 2：根据患者存在的护理问题，列出不少于 4 项主要护理措施（共 60 分）。

问题 3：结合患者病情及医嘱列出并完成 3 项临床操作（此处不计分）。

（1）

（2）

（3）

答案：

【护理问题】（共 40 分）。

（1）有窒息的危险：出现剧烈咳嗽，呕吐，胸部 CT 示右主支气管内异物（10 分）。

（2）清理呼吸道无效：与异物进入支气管无法自然咳出有关（10 分）。

（3）恐惧：与呼吸不畅有关（10 分）。

（4）潜在并发症：肺炎，肺气肿，肺不张（10 分）。

【护理措施】

（1）了解异物种类、特征及存留时间等信息，准备好氧气等急救物品，及时通知医生及手术室做好支气管镜检查准备（15 分）。

（2）密切观察呼吸情况，按病情给予吸氧吸入（15 分）。

（3）安定情绪，避免紧张，集中进行检查、治疗、减少患儿哭闹，避免因大哭导致异物突然移位引起窒息（15 分）。

（4）对于确定行气管镜检查的患儿做好术前准备，术前 6 小时保证禁食，按医嘱术前准备，向患儿家属介绍手术过程、可能发生的意外、注意事项及手术配合要点，取得患儿家属对手术的同意（15 分）。

【应选择的临床操作】吸氧—心电监护—静脉输液。

【知识拓展】

（1）小儿好发气管、支气管异物的原因有哪些？

答：① 小儿磨牙尚未发育，咀嚼功能不完善，不能将坚硬食物嚼碎，喉咽反射功能亦不健全，进食时，口中含物，在哭闹、嬉笑、绊倒后均易造成误吸；② 在玩耍时，将玩具、针、钉或纽扣等含于口中，遇外来刺激或突然说话时可不慎发生误吸。

（2）气管、支气管异物的症状与体征一般分为哪四期？

答：① 异物进入期；② 安静期；③ 刺激与炎症期；④ 并发症期。

项目四　腺样体肥大患者案例分析

患儿，男，6 岁，因"鼻塞、打喷嚏，夜间睡眠不畅、张口呼吸，鼻孔小、嘴唇上翘，睡觉打呼噜 3 年多"入院。诊断：① 过敏性鼻炎；② 慢性扁桃体炎；③ 腺样体肥大。入院 3 日后在全麻下行"扁桃体+腺样体切除术"。手术后第三天，患儿因咽部不适哭闹，患儿母亲为安抚患儿，给患儿喂食米饼，1 分钟后患儿突发口腔、鼻腔出血，继而出现呛咳及呼吸困难，遵医嘱给立即给予吸痰、心电监护、静脉输注抗炎及消肿药物，持续吸氧 2 L/min。监护仪显示：血氧饱和度（PaO₂）< 90%，查体：体温 37.2 ℃，脉搏 125 次/分，呼吸 25 次/分。

问题 1：按照轻重缓急的原则列出患者的 4 个护理问题（共 40 分，每个护理问题 10 分，护理问题应符合标准答案中的内容，否则不得分）。

问题 2：根据患者存在的护理问题，列出不少于 4 项主要护理措施（共 60 分）。

问题 3：结合患者病情及医嘱列出并完成 3 项临床操作（此处不计分）。

  （1）

  （2）

  （3）

答案：

【护理问题】（共 40 分）。

（1）有窒息危险：经常鼻塞、打喷嚏，夜间睡眠不畅、张口呼吸，睡觉打呼噜 3 年多，患儿突发口腔、鼻腔出血（10 分）。

（2）气体交换受损：血气饱和度 < 90%（10 分）。

（3）急性疼痛：患儿因咽部不适哭闹（10 分）。

（4）知识缺乏：扁桃体切除术后一周内进流质饮食（10 分）。

【护理措施】

（1）及时吸痰，保持呼吸道通畅（15 分）。

（2）密切监测生命体征及病情变化、持续低流量吸氧（15 分）。

（3）遵医嘱静脉滴注抗炎、消肿药物（15 分）。

（4）加强饮食宣教，指导患儿进温度适宜软食或流质饮食（15 分）。

【应选择的临床操作】吸痰—心电监护—静脉输液。

【知识拓展】

（1）什么是腺样体面容？

答：由于长期张口呼吸，影响面骨发育而导致上颌骨狭长、硬腭高拱变窄、牙齿外翻、排列不整、咬合不良，下颌下垂、唇厚、上唇上翘、下唇悬挂、外眦下拉，鼻唇沟变浅、变平；面部表情呆板、愚钝、精神不振，这一系列表现称为腺样体面容。

（2）针对腺样体肥大患者，术前如何做好患者及家属恐惧心理的护理？

答：向病人及家属讲解疾病发生的原因、临床表现、治疗及预后。根据年龄及病情落实陪护人员，为其营造安静、无刺激、温馨的就医环境，增强安全感。

项目五　口底多间隙感染患者案例分析

  患者，男，69 岁，因"口底肿胀疼痛 4 日，进食困难 1 日"入院。专科检查：颏部及颈部肿胀明显，按压可及凹陷性水肿，穿刺可抽出灰白色脓性分泌物。既往有冠心病、房颤病史 10 年。诊断：① 口底多间隙感染；② 冠心病、房颤。入院后在急诊局麻下行"口底多间隙感染切开引流术"。术后第一日上午 8 时，已经鼻胃管给予营养餐 200 mL。9 时医生为其换药时患者突感切口一过性剧痛后出现胸闷气喘，呼吸困难。查体：体温 37.8 ℃，脉搏 125 次/分，呼吸 28 次/分，血压 140/90 mmHg，房颤律。医嘱立即给予持续吸氧 2 L/min，心电监护，急查心肌酶谱、BNP，西地兰 0.2 mg 静脉推注。30 分钟后病情缓解，医嘱静脉输注头孢替唑 2.0 g 组液体，鼻饲地高辛 0.125 mgqd，呋塞米 20 mgqd，螺内酯 20 mgqd，美托洛尔 23.75 mgqd，记录 24 小时出入量。

问题 1：按照轻重缓急的原则列出患者的 4 个护理问题（共 40 分，每个护理问题 10 分，护理问题应符合标准答案中的内容，否则不得分）。

问题 2：根据患者存在的护理问题，列出不少于 4 项主要护理措施（共 60 分）。

问题 3：结合患者病情及医嘱列出并完成 3 项临床操作（此处不计分）。

（1）

（2）

（3）

答案：

【护理问题】（共 40 分）。

（1）有窒息的危险：颏部及颈部肿胀明显，按压可及凹陷性水肿（10 分）。

（2）心律失常：胸闷气喘，呼吸困难，心率 125 次/分，房颤律（10 分）。

（3）吞咽障碍：口底肿胀疼痛，进食困难（10 分）。

（4）急性疼痛：口底肿胀疼痛 4 日，换药时突感切口一过性剧痛（10 分）。

【护理措施】

（1）密切监测患者生命体征及病情变化，保持呼吸道通畅，持续低流量吸氧（15 分）。

（2）遵医嘱给予强心利尿的药物，记录 24 小时出入量，绝对卧床休息（15 分）。

（3）鼻饲的护理：妥善固定鼻胃管，预防意外脱出，鼻饲前后检查管道是否在胃内，并注温开水 20 mL 冲管保持鼻胃管通畅（15 分）。

（4）遵医嘱给予止痛药，分散注意力缓解紧张情绪（15 分）。

【应选择的临床操作】吸氧—心电监护—静脉输液。

【知识拓展】

1. 口底多间隙感染临床表现有哪些？

答：① 局部表现：局部红、肿、热、痛和功能障碍。发病 5～7 天后，体征无明显消退，可形成分界清楚、有一定范围的脓腔。② 全身表现：多见于感染严重者，可出现畏寒、发热等全身症状甚至伴有败血症、脓血症等。

（2）如何做好口底多间隙感染患者疼痛的护理？

答：① 遵医嘱给予止痛药缓解疼痛，并观察用药后反应；② 指导病人进食高热量、高蛋白质流质或半流质饮食；③ 保持环境安静舒适，避免不良刺激，帮助分散病人疼痛的注意力。

第六部分　肿瘤护理学

项目一　肺癌胸腔积液患者案例分析

患者，男，78 岁，因"咳嗽咳痰一月余，痰中带血一周，气喘三天"入院。入院后查体：体温 36.8 ℃，脉搏 112 次/分，呼吸 36 次/分，血压 130/80 mmHg，气喘，消瘦、乏力。门诊彩超显示：右侧胸腔积液，既往体健。诊断：右侧胸腔积液待查。医嘱：吸氧 2 L/分、心电监护、生理盐水 150 mL+头孢替唑钠 2.0 g 静脉滴注 bid，生理盐水 100 mL+二羟丙茶碱（喘定）0.25 g 静脉滴注 qd，布地奈德混悬液 1 mg+复方异丙托溴铵溶液 2.5 mL 雾化吸入 bid，立即在右侧胸腔置入胸腔引流管，引流出血性胸水约 800 mL，经胸水细胞学检查、肺部穿刺病理学检查确诊为右肺腺癌，次日在患者左侧手臂置入 PICC 管道。

问题 1：按照轻重缓急的原则列出患者的 4 个护理问题（共 40 分，每个护理问题 10 分，护理问题应符合标准答案中的内容，否则不得分）。

问题 2：根据患者存在的护理问题，列出不少于 4 项主要护理措施（共 60 分）。

问题 3：结合患者病情及医嘱列出并完成 3 项临床操作（此处不计分）。

（1）

（2）

（3）

答案：

【护理问题】（共 40 分）。

（1）有出血的风险：与咳嗽咳痰、痰中带血有关（10 分）。

（2）气体交换障碍：与右侧胸腔积液有关（10 分）。

（3）有管道堵塞的风险：与频繁咳嗽有关（10 分）。

（4）有管道滑脱的风险：与胶布固定的胸腔引流管、PICC 管道有关（10 分）。

【护理措施】

（1）密切观察患者病情变化、咯血的量及颜色，严格遵医嘱给予相应止血药物，备好急救药品和物品（12 分）。

（2）按时给予抗生素治疗，给予雾化吸入，拍背排痰，病房消毒，嘱患者注意个人卫生（12 分）。

（3）落实 PICC 相关健康宣教，每班观察管道是否通畅，输液结束后使用肝素钠溶液封管（12 分）。

（4）指导患者妥善固定管道，防止拉扯，告知相关注意事项（12 分）。

（5）落实基础护理，保持皮肤口腔健康清洁（12 分）。

【应选择的临床操作】吸氧—静脉输液—生命体征监测。

【知识拓展】

（1）PICC 置管的目的是什么？

答：① 保护外周静脉，预防化学性静脉炎和药物渗漏性损伤。

② 建立中长期安全静脉通道。

③ 减少患者反复静脉穿刺的痛苦。

④ 减少置管后并发症的发生。

（2）PICC 置管的适应症有哪些？

答：① 静脉治疗超过 7 天者。

② 使用对外周静脉刺激和损害较大的药物，如化疗药物、抗生素、甘露醇、TPN、酸碱度大及渗透压高的药物。

③ 长期需要间歇治疗者。

④ 早产儿或危重患者抢救时。

项目二　肺癌化疗患者案例分析

患者，男，68 岁，因"咳嗽 2 月余，声音嘶哑 1 周，呼吸困难 2 天"入院。入院查体：体温 36.6 ℃，脉搏 98 次/分，呼吸 26 次/分，血压 158/100 mmHg，颜面轻度浮肿，颈静脉怒张，声音嘶哑，肺部听诊双肺散在喘鸣音。诊断：上腔静脉综合征。既往有高血压病史 10 年，药物控制不佳。医嘱：纤维支气管镜检查，测血压 tid，低流量吸氧 2 L/分，下肢输液，0.9% 生理盐水 100 mL+二羟丙茶碱（喘定）0.25 g 静滴 qd，地塞米松 5 mg+0.9%生理盐水 5 mL 雾化吸入 qd，呋塞米 20 mg 静脉推注 qd。经纤维支气管镜病理学检查结果确诊为肺癌。患者需要进一步化疗治疗，化疗药物由上肢输注，其他药物下肢输注，上肢置入留置针一个。

问题 1：按照轻重缓急的原则列出患者的 4 个护理问题（共 40 分，每个护理问题 10 分，护理问题应符合标准答案中的内容，否则不得分）。

问题 2：根据患者存在的护理问题，列出不少于 4 项主要护理措施（共 60 分）。

问题 3：结合患者病情及医嘱列出并完成 3 项临床操作（此处不计分）。

（1）

（2）

（3）

答案：

【护理问题】（共 40 分）。

（1）气体交换障碍：与上腔静脉压迫症有关（10 分）。

（2）有血管损伤的危险：与输入化疗药物有关（10 分）。

（3）有跌倒坠床的风险：与患者的年龄、高血压病史有关（10 分）。

（4）营养失调：与吞咽困难有关（10 分）。

【护理措施】

（1）指导患者卧床休息，有效呼吸，给予吸氧（15 分）。

（2）责任护士要认真评估患者血管，确定适宜的穿刺位置，选择粗直且弹性好的血管进行穿刺。化疗药物前后盐水冲管，留置针当天使用当天拔掉（15 分）。

（3）密切监测患者生命体征，积极给予降压对症处理，指导卧床休息，落实相关安全告知（15 分）。

（4）指导患者进食高热量高蛋白的软食或者流质饮食，同时给予相应营养输入（15 分）。

【应选择的临床操作】吸氧—静脉输液—生命体征监测。

【知识拓展】

（1）什么是上腔静脉综合征？

答：上腔静脉综合征（SVCS）是由于腔内恶性肿瘤压迫上腔静脉引起血液回流受阻所致的脸部水肿、颈静脉扩张等症候群。上腔静脉综合征是因上腔静脉阻塞引起的一组症状，其原因有血栓形成、外来压迫、恶性肿瘤侵犯等。有报道上腔静脉综合征 97% 是恶性肿瘤所致，如支气管肺癌（尤其是小细胞未分化癌）、恶性淋巴瘤、转移癌等。发生上腔静脉综合征的恶性肿瘤病人多属于晚期，通常以姑息性化、放疗为主。

（2）上腔静脉综合征的临床表现有哪些？

答：① 静脉回流障碍。

　　a. 头颈部及上肢静脉回流障碍出现非凹陷性水肿、发绀，常伴头晕、头胀，水肿平卧时加重，坐位或站立时症状减轻或缓解。当静脉回流障碍迅速时，上述症状加重，表现为面部水肿、呼吸困难、咳嗽、端坐呼吸、吞咽困难、眩晕、头痛、哮喘。

　　b. 上腔静脉出现急性回流障碍时可引起分支血液回流障碍，受阻的远端静脉压升高，最终导致侧支循环的形成及静脉曲张。如颈胸部可见颈静脉怒张、面部发红、表皮静脉明显浮现、手臂肿胀、水肿，胸腹壁静脉均可发生曲张，食管、胃底静脉曲张。

　　② 气管、食管及喉返神经受压。部分病人出现咳嗽、呼吸困难、进食不畅、声音嘶哑等。同时由于静脉压力增高、淋巴回流受阻及肺门淋巴液逆流发生肺水肿，合并感染则出现发热。

③ 其他表现。上腔静脉回流障碍可导致中枢神经系统受损，病人出现颅内压增高如头痛、呕吐、视神经乳头水肿导致视力模糊、意识及神经改变等。

项目三　肺癌纵膈淋巴结转移患者案例分析

患者，男，65 岁，因"咳嗽伴少量脓痰、胸闷活动后气喘"入院，入院查体：体温 36.2 ℃，脉搏 72 次/分，呼吸 26 次/分，血压 130/80 mmHg，既往高血压病史约 10 年。胸部 CT：左肺上叶不规则肿块，约 4.5 cm×5.8 cm，纵膈淋巴结肿大。纤维支气管镜检查：左肺固有上叶开口新生物，管腔闭塞，病检标本经医院会诊为鳞状细胞癌。诊断：左肺癌纵膈淋巴结转移（鳞癌 T3N2M0 ⅢB 期），行 4 周期 GP 方案化疗：吉西他滨 1.6 g d1，d8；顺铂 40 mg d1-3；患者于 21 天后再次入院行吉西他滨 1.6 g d1，d8 化疗。出院前查血常规：白细胞 0.46×10⁹/L↓，中性粒细胞 0.29×10⁹/L↓，血小板 6×10⁹/L↓。患者化疗后出现 Ⅳ 度骨髓抑制，测体温 38.2 ℃，患者诉胸闷、气喘较前加重同时伴心慌，予以告病重，吸氧 3 升/分，心电监护示脉搏 125 次/分，呼吸 27 次/分，血压 142/90 mmHg，血氧饱和度 94%，行升白细胞、升血小板及平喘治疗，同时予以输血小板治疗，嘱患者卧床休息，患者后来体温升至 39.5℃。

问题 1：按照轻重缓急的原则列出患者的 4 个护理问题（共 40 分，每个护理问题 10 分，护理问题应符合标准答案中的内容，否则不得分）

问题 2：根据患者存在的护理问题，列出不少于 4 项的主要护理措施（共 60 分）

问题 3：结合患者病情及医嘱列出并完成 3 项临床操作（此处不计分）

    （1）

    （2）

    （3）

答案：

【护理问题】（共 40 分）。

（1）体温过高：与白细胞减少有关（10 分）。

（2）有出血的危险：与血小板减少有关（10 分）。

（3）气体交换受损：与肺部肿瘤有关（10 分）。

（4）有感染的危险：与白细胞、粒细胞减少有关（10 分）。

【护理措施】

（1）严密观察患者病情变化，定时测量体温，遵医嘱行退热处理，给予患者足够的营养和水分。加强口腔护理，观察口腔黏膜有无溃疡（15 分）。

（2）观察患者皮肤黏膜有无淤斑、淤点。保持大便通畅，避免用力排便，嘱患者用软毛牙刷刷牙，避免食用粗糙、生硬、刺激的食物。遵医嘱给予升血小板治疗（15 分）。

（3）密切观察患者生命体征变化，协助取舒适体位，如端坐卧位、半卧位，遵医嘱吸氧，指导患者进行缩唇呼吸及腹式呼吸功能锻炼（15分）。

（4）病房每日行空气消毒，嘱患者注意保暖，避免受凉，严格执行无菌操作原则（15分）。

【应选择的临床操作】 吸氧—心电监护—静脉输液

【知识拓展】

（1）什么是骨髓抑制？

答：骨髓抑制通常指白细胞、血小板、血红蛋白低于正常值以下，骨髓抑制为放化疗常见的毒性反应。

（2）骨髓抑制的治疗原则是什么？

答：① 加强全身支持治疗，保持周围环境的洁净及口腔、皮肤的洁净，良好的照护可减少并发症的发生。

② 预防性应用粒细胞集落刺激因子可减轻中性粒细胞减少症的持续时间与严重程度，防止致命性并发症的发生。

③ 粒细胞缺乏伴未控制的感染时，考虑输注粒细胞。

项目四　鼻咽癌放化疗患者案例分析

患者，男，61岁，因"左侧颈部及左上胸部大面积破溃，进食困难三天"入院。入院查体：体温36.6℃，脉搏68次/分，呼吸20次/分，血压110/60 mmHg。面黄，消瘦，颈部限制性体位，左侧颈部及左上胸部大面积破溃，有少许脓性分泌物；口腔内散在溃疡创面，进食困难。8月前鼻塞、鼻涕带血，鼻腔镜活检病理检查示：鳞状细胞癌。经3次化疗及局部放疗后鼻塞、鼻涕带血情况缓解，放疗后患者出现颈部皮肤破溃、流脓，脓液有恶臭。给予抗炎等对症处理，流脓减少，无恶臭，伤口仍未愈合。诊断：鼻咽癌放化疗后。医嘱：0.9%生理盐水250 mL+头孢替唑2.0 g静脉点滴bid，5%复方氨基酸250 mL静滴qd，康复新液5 mL雾化吸入bid，烧伤一号皮肤破溃处换药bid，留置鼻胃管。

问题1：按照轻重缓急的原则列出患者的4个护理问题（共40分，每个护理问题10分，护理问题应符合标准答案中的内容，否则不得分）。

问题2：根据患者存在的护理问题，列出不少于4项主要护理措施（共60分）。

问题3：结合患者病情及医嘱列出并完成3项临床操作（此处不计分）。

（1）

（2）

（3）

答案：

【护理问题】(共 40 分)。

（1）有感染的危险：与左侧颈部及左上胸部大面积溃破有关（10分）。

（2）皮肤完整性受损：与左侧颈部及左上胸部大面积溃破有关（10分）。

（3）疼痛：与口腔内散在溃疡创面有关（10分）。

（4）营养失调：与进食困难有关（10分）。

【护理措施】

（1）皮肤护理：左侧颈部及左上胸部大面积溃破处遵医嘱给予烧伤一号湿敷，每日两次，每次 30 分钟，严格无菌操作（10分）。

（2）遵医嘱及时正确给予抗生素治疗（10分）。

（3）康复新液 5 mL 行雾化吸入，每天两次（10分）。

（4）指导患者进食高蛋白、易消化饮食，忌食辛辣和刺激性食物，避免过硬、过热的食物，以免损伤黏膜。必要时留置胃管行鼻饲（10分）。

（5）禁止用手抠鼻腔，以免出血，若鼻腔干燥给予复方薄荷油滴鼻（10分）。

（6）指导患者练习口腔张合运动和头颈旋转运动（10分）。

【应选择的临床操作】皮试—静脉输液—鼻饲。

【知识拓展】

（1）如何对头颈部恶性肿瘤病人放射性皮炎进行康复指导？

答：头颈部放疗的病人宜穿宽松、无领、棉质上衣，注意保持照射野皮肤清洁干燥，皮肤瘙痒时切勿抓挠，沐浴时用温水，时间不超过 5 分钟，禁用刺激性皂类清洁皮肤，勿用粗糙的毛巾擦拭皮肤。有脱皮时切忌用手撕脱、抓挠。放疗期间及放疗结束后半年，照射野皮肤避免风吹日晒及直接受热，外出时应以遮阳伞或衣服遮挡，尽量不用电热毯、热水袋及靠近取暖设备。

① 干性反应：皮肤瘙痒、色素沉着、脱皮，无渗出物，不易感染，但会留下色斑。放疗后及时涂抹"比亚芬"软膏可有效地减少该反应的发生。

② 湿性反应：表现为湿疹、水泡，严重者出现糜烂、破溃，常继发感染。应酌情暂停放疗，注意保持照射野皮肤干燥，局部可涂抹"湿润烧伤膏"或用"烧伤三号"加庆大霉素进行湿敷。忌用酒精、碘酒、胶布、香粉等刺激性物质。

（2）如何对头颈部恶性肿瘤病人进行进食功能的康复指导？

答：① 保护口腔黏膜。

口腔黏膜溃疡是放射治疗常见的不良反应之一，会直接影响到病人的饮食。此时应特别注意口腔的清洁卫生，预防口腔感染，勤用生理盐水、朵贝尔液漱口，用软毛牙刷刷牙。对已出现口腔炎症反应者，应加强口腔护理，口腔疼痛明显、影响进食时，可给予 10%利多卡因溶液含漱或局部喷洒金因肽以缓解疼痛不适。

② 促进唾液腺的分泌。

使舌头在口腔内来回转动，让舌头充分接触并按摩口腔黏膜及牙龈，可促进唾液的分泌。同时吞咽唾液，还可润滑口咽部的黏膜而减轻口咽干燥、疼痛等不适。

③ 调整饮食。

对于咀嚼和吞咽功能受损而消化道尚通畅者，应鼓励病人经口进食软食、流质或半流质饮食，必要时经鼻饲管补充营养。对于消化道梗阻的病人可进行胃造瘘或空肠造瘘来提供营养。

④ 饮食指导。

饮食要合理调配，进软食、清淡饮食。多食新鲜蔬菜汁、水果汁，避免过热、过酸、过甜及辛辣、刺激性食物，少食或不食腌制、霉变食物，如咸鱼、咸菜、腌鱼、熏肉等。忌烟、酒。蛋白质的缺乏会对肿瘤病人构成严重威胁，如免疫力低下、抵抗力低下、贫血、低血容量、低蛋白血症，因此要补充足够的蛋白质，动物性食物含蛋白质丰富应注意多食，如肉、禽、鱼、蛋、奶类，植物性食物如谷类、大豆。鼻咽癌病人可适当补充微量元素铁，以减少发生咽部癌变。补碘可预防甲状腺癌的发生，宜食用含碘盐及多食含碘丰富的食品。

项目五　肺癌合并消化道出血患者案例分析

患者，男，71岁，因"黑便伴乏力、纳差、活动后胸闷气喘8天"入院。入院后查体：体温37.7 ℃，脉搏88次/分，呼吸22次/分，血压140/80 mmHg，血氧饱和度（SpO_2）96%。患者神志清楚，贫血貌，消瘦，活动后胸闷气喘加重，阵发性咳嗽、咳痰、痰中带血、黑便。听诊双肺呼吸音弱，散在湿啰音。入院后辅助检查，胸部CT示：右肺下叶感染并支气管扩张、不排除左肺占位可能。血常规：红细胞 $2.86×10^{12}$/L；血红蛋白 80 g/L；血小板 $78×10^9$/L；白蛋白 29.7 g/L。CEA388 ng/mL。既往史：高血压病史30余年，最高血压达180/80 mmHg，自行口服"硝苯地平缓释片Ⅰ" 10 mgqd，血压控制尚可。诊断：消化道出血，左肺癌？医嘱：告病重，吸氧2 L/分、心电监护、生理盐水 250 mL+头孢替唑钠 2 g 静脉滴注 bid，生理盐水 100 mL+多索茶碱 0.3 g 静脉滴注 qd，生理盐水 250 mL+盐水莫西沙星注射液 0.4 g 静脉滴注 qd，生理盐水 150 mL+生长抑素 3 mg 静脉泵入 12 小时，生理盐水 2 mL 加复方异丙托溴胺 2.5 mL 雾化吸入 bid。输注 A 型红细胞悬液 4 个单位。

问题1：按照轻重缓急的原则列出患者的4个护理问题（共40分，每个护理问题10分，护理问题应符合标准答案中的内容，否则不得分）。

问题2：根据患者存在的护理问题，列出不少于4项主要护理措施（共60分）。

问题3：结合患者病情及医嘱列出并完成3项临床操作（此处不计分）。

（1）

（2）

（3）

答案：

【护理问题】（共 40 分）。

（1）有出血的危险：与患者咳嗽、咳痰、痰中带血有关（10 分）。

（2）清理呼吸道无效：与患者咳嗽、咳痰、痰不易咳出有关（10 分）。

（3）营养失调和活动无耐力：与患者黑便、纳差、长期贫血有关（10 分）。

（4）有压力性损伤的危险：与患者消瘦、贫血、低蛋白血症、长期卧床有关（10 分）。

【护理措施】

（1）密切观察患者生命体征、意识、病情变化、咯血的量和颜色、大便的颜色和量，严格遵医嘱给予止血对症处理，备好急救药品和物品（15 分）。

（2）遵医嘱给予抗炎对症处理，指导患者有效咳嗽、咳痰。雾化后协助患者拍背（15 分）。

（3）遵医嘱输血纠正贫血，指导患者进食低盐、低脂、高蛋白饮食，如：瘦肉、鸡蛋、鱼等。多吃新鲜蔬菜水果（15 分）。

（4）落实基础护理，严格床边交接班，保持床单位清洁，使用气垫床，保持皮肤清洁（15 分）。

【应选择的临床操作】吸氧—心电监护—静脉输液。

【知识拓展】

（1）如何进行消化道出血的护理评估？

答：①患者出血病因。

②患者出血的量、颜色、性质、频率。

③患者意识状态、面色、生命体征、肢体温度。

④患者周围循环情况：头晕、乏力、心慌、冷汗、口干、晕厥、尿少，烦躁不安甚至意识障碍。

⑤实验室检查结果。

⑥患者与家属心理情况。

（2）静脉输血的注意事项有哪些？

答：①严格执行无菌操作原则和查对制度。

②输血时需两人核对无误方可输入。

③输入两瓶以上血液时，两瓶血液之间须输入少量生理盐水。

④输血时，血液内不得随意加入其他药品，如含铁剂、酸性或碱性药品、高渗或低渗液，以防止血液凝集或溶解。

⑤输血过程中，应密切观察有无局部疼痛，有无输血反应，如有严重反应，应立即停止输血，以保留余血以备检查分析原因。

第七部分　康复护理学

项目一　脑出血后遗症康复患者案例分析

患者，男，66岁，因"四肢活动不利伴进食呛咳、言语不清5月"入院。查体：体温36.4℃，脉搏78次/分，呼吸18次/分，血压125/80 mmHg。神清，双侧瞳孔等大等圆直径约2.5 mm，光反射迟钝，进食水呛咳，构音障碍。左上肢肌力3级，左下肢肌力可达3级，右侧肢体肌力4级，左侧肢体肌张力1+级，右侧肢体腱反射（++），左侧腱反射（+）。左巴氏征阳性。左侧偏身浅感觉减退，四肢共济运动差。患者反复咳嗽，咳痰，听诊双肺散在湿啰音，可闻及痰鸣音，心搏正常，律齐，腹软，双下肢无水肿。诊断：①脑出血后遗症；②继发性脑积水；③肺部感染。功能障碍诊断：四肢运动功能障碍、感觉功能障碍、吞咽功能障碍、构音障碍、平衡协调功能障碍、日常生活能力障碍。遵医嘱留置胃管、奥拉西坦4 g静脉点滴。

问题1：按照轻重缓急的原则列出患者的4个护理问题（共40分，每个护理问题10分，护理问题应符合标准答案中的内容，否则不得分）。

问题2：根据患者存在的护理问题，列出不少于4项主要护理措施（共60分）。

问题3：结合患者病情及医嘱列出并完成3项临床操作（此处不计分）。

　　（1）

　　（2）

　　（3）

答案：

【护理问题】（共40分）。

（1）清理呼吸道无效：反复咳嗽，咳痰，听诊双肺散在湿啰音，可闻及痰鸣音（10分）。

（2）躯体移动障碍：四肢活动不利5月（10分）。

（3）吞咽障碍：进食水呛咳（10分）。

（4）潜在并发症，意识障碍：继发性脑积水（10分）。

【护理措施】

（1）加强交接班，密切观察神志、瞳孔及生命体征的变化，通过对话、呼唤、疼痛刺激判断患者意识障碍的程度，发现异常及时告知医生；一旦出现生命体征异常、双侧瞳孔不等大，应在医生指导下及时给予降颅内压对症处理（15分）。

（2）指导患者深呼吸咳嗽，加强体位排痰，清理呼吸道分泌物，必要时遵医嘱给予雾化吸入抗感染药物（15分）。

（3）躯体移动障碍护理：卧床期间协助病人洗漱、进食、大小便及个人卫生等活动；在移动病人时，防止跌倒，确保安全，卧床时床栏防护，防止坠床，每 2 小时翻身一次，预防压力性损伤发生；针对病人肢体功能障碍制订合理康复锻炼计划（（15 分）。

（4）吞咽障碍者，进食训练时，取合适进食体位，半坐卧位或端坐位、颈部前倾、肩背垫高、健侧喂食，根据吞咽障碍的评估选择合适的食物形状及一口进食量，防止出现误吸；协助康复师指导吞咽功能训练（15 分）。

【应选择的临床操作】 心电监护—静脉输液—鼻饲。

【知识拓展】

（1）为患者摆放抗痉挛体位时应该注意什么？

答：① 在仰卧位时，在足部放一支被架，把被子支撑起来，避免被子压在足上，引起垂足。

② 在侧卧位时，尽量使头部和颈椎保持正常对线，偏瘫患者取患侧卧位时，患肩向前拉出，避免受压和后缩。

③ 每 2～3 小时变换一次体位，以维持良好血液循环。

④ 消除患者的紧张和焦虑，不良的心理状态可使肌张力增高。

⑤ 室内温度适宜，温度太低可使肌张力增高。

（2）脑卒中患者最早可于什么时候行床上抗痉挛体位摆放？

答：发病后即可行床上良肢位摆放，但要注意发病 24～48 小时内变换体位时尽量减少头部的摆动幅度，以防加重病情。

项目二 脑梗死康复患者案例分析

患者，男，76 岁，因"突发意识障碍 2 月余，加重 1 天"入院。查体：体温 38.8 ℃，血压 138/86 mmHg，心率 68 次/分，呼吸 17 次/分。双肺呼吸音粗，可闻及湿啰音，神志嗜睡，双侧瞳孔等大等圆，光反射灵敏，认知障碍，查体不配合，可简单发音，不可吐词，吞咽困难，伸舌不配合，余颅神经检查不配合，颈软无抵抗，克氏征阴性，右侧上肢肌力 5 级，右下肢肌力 4 级，左侧上下肢肌力 1 级，四肢肌张力正常，腱反射等称（＋＋），左巴氏征阳性，深浅感觉及共济运动检查不配合。诊断：① 双侧丘脑及中脑梗死恢复期；② 多发腔隙性脑梗死；③ 肺部感染。功能障碍诊断：认知障碍、言语障碍、吞咽障碍、肢体运动功能障碍、大小便障碍。遵医嘱心电监护、吸氧、头孢他啶 2 g 静脉点滴。

问题 1：按照轻重缓急的原则列出患者的 4 个护理问题（共 40 分，每个护理问题 10 分，护理问题应符合标准答案中的内容，否则不得分）。

问题 2：根据患者存在的护理问题，列出不少于 4 项主要护理措施（共 60 分）。

问题 3：结合患者病情及医嘱列出并完成 3 项临床操作（此处不计分）。

（1）

（2）

（3）

答案：

【护理问题】（共 40 分）。

（1）急性意识障碍：神志嗜睡（10 分）。

（2）体温过高：体温 38.8 ℃（10 分）。

（3）躯体移动障碍：右下肢肌力 4 级，左侧上下肢肌力 1 级（10 分）。

（4）清理呼吸道无效：双肺呼吸音粗，可闻及湿啰音，肺部感染（10 分）。

【护理措施】

（1）加强交接班，密切观察患者神志、瞳孔及生命体征的变化，通过对话、呼唤、疼痛刺激判断患者意识障碍的程度，发现患者意识障碍加重及时告知医生（15 分）。

（2）发热护理：遵医嘱物理降温，注意患者保暖，补充水分（15 分）。

（3）躯体移动障碍护理：卧床期间协助病人洗漱、进食、大小便及个人卫生等活动；在移动病人时，确保安全，卧床时床栏防护，防止坠床，每 2 小时翻身一次，预防压力性损伤发生；针对病人肢体功能障碍制订合理康复锻炼计划（15 分）。

（4）协助患者翻身拍背，指导有效咳嗽咳痰方法，清理呼吸道分泌物，必要时遵医嘱给予抗感染药物（15 分）。

【应选择的临床操作】心电监护—吸氧—生命体征监测。

【知识拓展】

（1）偏瘫患者仰卧位时如何避免足下垂？

答：仰卧位时足摆成中立位，在床尾放一支被架，把被子支撑起来，避免被子压在足上，或者穿上矫形器预防足下垂。

（2）如何指导患者有效咳嗽训练？

答：有效地咳嗽是为了排除呼吸道阻塞物并保持肺部清洁，是呼吸疾病康复治疗的一个组成部分。患者于舒适和放松的体位，指导患者缓慢深吸气，短暂闭气，关闭声门，增加胸内压；迅速打开声门，用力收腹将气体排出，同时引起咳嗽。一次吸气，可连续咳嗽 3 声。停止咳嗽，缩唇将余气尽量呼出。再缓慢深吸气，重复以上动作，连续做 2~3 次后，休息和正常呼吸几分钟后再重新开始，必要时再结合拍背。

项目三　脑动脉瘤夹闭术后康复患者案例分析

患者，男，55 岁，因"发作性头晕 7 天，脑动脉瘤夹闭术后 3 月余"入院。查体：体温

36.5 ℃，脉搏 92 次/分，呼吸 19 次/分，血压 110/70 mmHg。神志清楚，双侧瞳孔不等大，左侧直径约 3.5 mm，右侧直径约 3 mm，光反射灵敏，眼球活动自如，左侧鼻唇沟略浅，伸舌不完全，遵嘱可完成部分动作，右侧额颞部颅骨缺损，张力不高，左侧肢体肌力 1 级，肌张力稍低，右侧肢体肌力 5 级，肌张力正常，双侧腱反射等称引出，感觉及共济运动查体不配合，双巴氏征阳性。气管切开术后，双肺呼吸音粗，可闻及明显湿啰音，痰多不易咳出，由口进食水呛咳。诊断：① 右侧后交通动脉瘤术后；② 肺部感染；③ 脑积水。功能障碍诊断：左侧肢体功能障碍、吞咽障碍、言语障碍。遵医嘱氧气吸入、奥拉西坦 4 g 静脉点滴。

问题 1：按照轻重缓急的原则列出患者的 4 个护理问题（共 40 分，每个护理问题 10 分，护理问题应符合标准答案中的内容，否则不得分）。

问题 2：根据患者存在的护理问题，列出不少于 4 项主要护理措施（共 60 分）。

问题 3：结合患者病情及医嘱列出并完成 3 项临床操作（此处不计分）。

（1）

（2）

（3）

答案：

【护理问题】（共 40 分）。

（1）躯体移动障碍：左侧肢体肌力 1 级，肌张力稍低（10 分）。

（2）清理呼吸道无效：气管切开术后，痰多不易咳出，双肺呼吸音粗，可闻及明显湿啰音（10 分）。

（3）吞咽障碍：气管切开术后，由口进食水呛咳（10 分）。

（4）潜在并发症，意识障碍：脑积水（10 分）。

【护理措施】

（1）躯体移动障碍护理：卧床期间协助病人洗漱、进食、大小便及个人卫生等活动；在移动病人时，防止跌倒，确保安全，卧床时床栏防护，防止坠床，每 2 小时翻身一次，预防压力性损伤发生；针对病人肢体功能障碍制订合理康复锻炼计划（15 分）。

（2）密切观察痰液变化，根据痰液分度做好湿化及雾化吸入，及时吸痰，保持呼吸道通畅，必要时体位引流（15 分）。

（3）吞咽障碍者，进食训练时，取合适进食体位，半坐卧位或端坐位、颈部前倾、肩背垫高、健侧喂食，根据吞咽障碍的评估选择合适的食物形状及一口进食量，防止出现误吸；协助康复师指导吞咽功能训练（15 分）。

（4）加强交接班，密切观察患者神志、瞳孔及生命体征的变化，通过对话、呼唤、疼痛刺激判断患者意识障碍的程度，发现异常及时告知医生；一旦出现生命体征异常，应在医生指导下及时给予降颅内压对症处理（15 分）。

【应选择的临床操作】吸痰—吸氧—静脉输液。

【知识拓展】

（1）吞咽障碍患者如何指导食物选择？

答：根据病人吞咽障碍情况选择食物，容易吞咽的食物应是密度均匀、黏性适当、不易松散、通过咽和食道时易变形且很少在黏膜上残留。稠的食物一般比稀的食物安全。避免混合浓度的食物，如将饭与汤混合，避免干的脆碎的食物和坚硬、带骨头的食物。

（2）吞咽障碍患者如何选择进食体位？

答：指导患者取坐位或半坐卧位，头转向健侧，喂食者位于患者健侧，将食物由健侧送入。

项目四　脑血管意外康复患者案例分析

患者，男，64岁。因"吞咽困难10余天，加重2天"收入院，查体：体温36.7 ℃，脉搏70次/分，呼吸20次/分，血压117/70 mmHg，双肺呼吸音粗，散在明显湿啰音，可闻及痰鸣音。神志清楚，双侧瞳孔等大等圆，光反射迟钝，眼球活动查体不配合，左眼闭合力稍弱，左侧鼻唇沟较浅，伸舌偏左，颈软，左侧肢体肌力4级，右侧肢体肌力3级，四肢肌张力可，右侧肢体关节活动度减低，左上肢腱反射存在，右上肢及双下肢腱反射减弱。双侧巴氏征阴性，感觉及共济运动查体不配合，混合性失语，构音障碍，吞咽困难。诊断：① 吞咽困难待查；② 脑血管意外；③ 肺部感染；④ 颅脑外伤术后。遵医嘱予美洛西林舒巴坦钠2.5 g静脉点滴。

问题1：按照轻重缓急的原则列出患者的4个护理问题（共40分，每个护理问题10分，护理问题应符合标准答案中的内容，否则不得分）。

问题2：根据患者存在的护理问题，列出不少于4项主要护理措施（共60分）。

问题3：结合患者病情及医嘱列出并完成3项临床操作（此处不计分）。

（1）

（2）

（3）

答案：

【护理问题】（共40分）。

（1）吞咽障碍：吞咽困难10余天，加重2天（10分）。

（2）清理呼吸道无效：双肺呼吸音粗，散在明显湿啰音，可闻及痰鸣音，肺部感染（10分）。

（3）躯体移动障碍：左侧肢体肌力4级，右侧肢体肌力3级（10分）。

（4）语言沟通障碍：混合性失语，构音障碍（10分）。

【护理措施】

（1）吞咽障碍者，进食训练时，取合适进食体位，半坐卧位或端坐位、颈部前倾、肩背垫高、健侧喂食，根据吞咽障碍的评估选择合适的食物形状及一口进食量，防止出现误吸；协助康复师指导吞咽功能训练（15分）。

（2）协助病人翻身、拍背，指导患者深呼吸咳嗽，清理呼吸道分泌物，必要时遵医嘱给予抗感染药物（15分）。

（3）躯体移动障碍护理：卧床期间协助病人洗漱、进食、大小便及个人卫生等活动；在移动病人时，防止跌倒，确保安全，卧床时床栏防护，防止坠床，每2小时翻身一次，预防压力性损伤发生；针对病人肢体功能障碍制订合理的康复锻炼计划（15分）。

（4）为病人提供安静的交流环境；根据病人的不同情况选用不同的沟通方法，可以使用身体语言，给病人清楚、简单的指导；可利用卡片、笔、本、手势、图片，提供简单而满意的双向交流方式；尽量提问一些简单的问题，可以让病人用"是""否"或者点头、摇头来回答；同病人交谈时要有耐心，态度要和蔼，创造一个轻松和谐的气氛，以免病人紧张或急躁（15分）。

【应选择的临床操作】鼻饲—皮内注射—静脉输液。

【知识拓展】

（1）吞咽障碍者如何掌握一口量？

答：一口量包括调整进食的一口量和控制速度的一口量，即适于吞咽的每次摄食入口量，正常人约为20 mL。一般先以少量试之（3~4 mL），然后酌情增加，如3 mL、5 mL、10 mL。调整合适的进食速度，前一口吞咽完成后再进食下一口，避免2次食物重叠入口的现象。

（2）吞咽障碍者的食物如何选择？

答：① 密度均匀；② 适当黏性而不易松散；③ 易变形，以利于通过口腔和咽部；④ 不易在黏膜上残留；⑤ 以偏凉食物为宜。

项目五　脑外伤术后康复患者案例分析

患者，男，35岁，因"脑外伤术后3月余"入院。查体：体温36.5 ℃，脉搏76次/分，呼吸18次/分，血压120/80 mmHg。神志清楚，双侧瞳孔等大等圆，直径约3 mm，光反射灵敏，眼球活动自如，无眼震，颈软，右侧鼻唇沟略浅，伸舌基本居中，言语不清，反应稍迟钝，远期记忆力差，计算力稍慢，左上肢肌力近端肌力3级，远端肌力3级，左下肢肌力3级，右侧肢体肌力5级，四肢肌张力可，双侧腱反射等称引出，左侧浅感觉稍减退，深感觉正常，左侧轻瘫试验阳性，双巴氏征未引出。诊断：① 脑外伤恢复期，运动障碍、言语障碍；② 右侧额颞部硬膜下积液。遵医嘱给予吸氧1~2 L/分，鼠神经生长因子20 μg肌肉注射、血塞通0.4 g静脉点滴。

问题1：按照轻重缓急的原则列出患者的4个护理问题（共40分，每个护理问题10分，护理问题应符合标准答案中的内容，否则不得分）。

问题 2：根据患者存在的护理问题，列出不少于 4 项主要护理措施（共 60 分）。

问题 3：结合患者病情及医嘱列出并完成 3 项临床操作（此处不计分）。

　　　　（1）

　　　　（2）

　　　　（3）

答案：

【护理问题】（共 40 分）。

（1）躯体移动障碍：左上肢肌力近端肌力 3 级，远端肌力 3 级，左下肢肌力 3 级（10 分）。

（2）有活动无耐力的危险：脑外伤术后 3 月余（10 分）。

（3）语言沟通障碍：言语不清，反应稍迟钝（10 分）。

（4）记忆功能障碍：远期记忆力稍差，计算力稍慢（10 分）。

【护理措施】

（1）躯体移动障碍护理：卧床期间协助病人洗漱、进食、大小便及个人卫生等活动；在移动病人时，防止跌倒，确保安全，卧床时床栏防护，防止坠床，每 2 小时翻身一次，预防压力性损伤发生；针对病人肢体功能障碍制订合理的康复锻炼计划（15 分）。

（2）针对患者情况制订康复锻炼计划，训练循序渐进，持之以恒（15 分）。

（3）为病人提供安静的交流环境；根据病人的不同情况选用不同的沟通方法，可以使用身体语言，给病人清楚、简单的指导；可利用卡片、笔、本、手势、图片，提供简单而满意的双向交流方式；尽量提问一些简单的问题，可以让病人用"是""否"或者点头、摇头来回答；同病人交谈时要有耐心，态度要和蔼，创造一个轻松和谐的气氛，以免病人紧张或急躁（15 分）。

（4）针对记忆力障碍的评估制订训练记忆力的适宜方法（15 分）。

【应选择的临床操作】吸氧—肌肉注射—静脉输液。

【知识拓展】

（1）如何指导偏瘫患者仰卧位摆放？

答：头部垫薄枕，患侧肩胛和上肢下垫一长枕，上臂旋后，肘与腕均伸直，掌心向上，手指伸展位，整个上肢平放于枕上；患侧髋下、臀部、大腿外侧放垫枕，防止下肢外展、外旋；膝下稍垫起，保持伸展微屈。

（2）如何指导偏瘫患者患侧卧位摆放？

答：患侧在下，健侧在上，头部垫枕，患臂外展前伸旋后，患肩向前拉出，以避免受压和后缩，肘伸展，掌心向上；患侧下肢轻度屈曲位放在床上，健腿屈髋屈膝向前放于长枕上，健侧上肢放松，放在胸前的枕上或躯干上。

第八部分　急危重症护理学

项目一　重症急性胰腺炎患者案例分析

患者，男，36 岁，因"大量饮酒后突然出现中上腹持续性胀痛，向腰背部放射，伴腹胀、恶心、呕吐 2 天"急诊入院。入院查体：体温 38.8 ℃，脉搏 112 次/分，呼吸 35 次/分，血压 90/60 mmHg。急性痛苦面容，意识清楚，进行性呼吸窘迫、发绀，中上腹压痛，腹胀明显，并有肌紧张、反跳痛、肠鸣音减弱，移动性浊音阳性。辅助检查：尿淀粉酶 645 U/L，血淀粉酶 53 U/L，血糖 12.1 mmol/L，白细胞 $14.2×10^9$/L，中性粒细胞 91.5%，腹部 CT 检查胰腺体积明显增大，密度下降。既往体健。诊断：重症急性胰腺炎。入院后立即给予氧疗，液体复苏，维持水电解质平衡，禁食，胃肠减压，抑酸抑酶，抗感染治疗。

问题 1：按照轻重缓急的原则列出患者的 4 个护理问题（共 40 分，每个护理问题 10 分，护理问题应符合标准答案中的内容，否则不得分）。

问题 2：根据患者存在的护理问题，列出不少于 4 项主要护理措施（共 60 分）。

问题 3：结合患者病情及医嘱列出并完成 3 项临床操作（此处不计分）。

（1）

（2）

（3）

答案：

【护理问题】（共 40 分）。

（1）疼痛：急性痛苦面容（10 分）。

（2）气体交换受损：进行性呼吸窘迫、发绀（10 分）。

（3）体温过高：体温 38.8 ℃（10 分）。

（4）有液体不足与营养失调的危险：恶心、呕吐、禁食、胃肠减压（10 分）。

【护理措施】

（1）密切观察患者生命体征及病情变化，严格卧床休息，缓解患者紧张情绪，遵医嘱必要时给予止痛药，观察药物的疗效及不良反应（15 分）。

（2）正确实施氧疗，保持呼吸道通畅，病情许可无休克者可采取半坐卧位，必要时给予无创通气或有创通气治疗（15 分）。

（3）高热护理：注意监测体温变化，遵医嘱采取有效降温措施，补充水分（15 分）。

（4）早期容量复苏应注意生命支持，严格监测出入量，保持有效静脉通路，遵医嘱及时补充液体、电解质和营养物质，维持水电解质和酸碱平衡；加强营养支持，包括肠内和肠外营养（15分）。

【应选择的临床操作】心电监护—吸氧—静脉输液。

【知识拓展】

（1）什么是重症急性胰腺炎？

答：重症急性胰腺炎也称急性出血坏死性胰腺炎，是指多种原因导致胰酶在胰腺内被激活引起胰腺组织自身消化，以胰腺实质出血、坏死为主要病理特征的重症炎性反应。

（2）重症急性胰腺炎的病程一般分为几期？

答：①急性反应期：自发病至2周，可有休克、呼吸功能障碍、肾功能障碍等并发症。

②全身感染期：发病2周至1个月，以全身细菌感染、深部真菌感染和双重感染为主要临床表现。

③残余感染期：时间为发病1个月后，主要临床表现为全身营养不良，存在后腹膜或腹膜内残腔，常常引流不畅，伴有消化道瘘。

（3）重症急性胰腺炎为何需要禁食、胃肠减压？

答：①减轻患者呕吐、腹痛、腹胀。

②减少对胃肠刺激，从而减少胃肠分泌，使胰液分泌减少，缓解炎症。

③减少食物进入胃、小肠，减少阻塞，降低胰管内压力，利于胰液排泄。

（4）生长抑素在重症急性胰腺炎中使用的作用是什么？

答：①能抑制胰液的分泌；②降低胰腺血流量；③保护细胞及器官功能。

（5）重症急性胰腺炎监测腹内压的意义是什么？

答：正常腹腔内压力（IAP）是由腹腔内脏器的静水压产生，正常值为 $0 \sim 7$ mmHg，当 IAP>12 mmHg 时即为腹腔高压（IAH）。IAH 一般分为四级：Ⅰ级 $12 \sim 15$ mmHg，Ⅱ级 $16 \sim 20$ mmHg，Ⅲ级 $21 \sim 25$ mmHg，Ⅳ级 >25 mmHg。当 IAP 持续>25 mmHg 时，就会引发脏器功能障碍，出现腹腔间隔室综合征（ACS），ACS 是重症急性胰腺炎的重要合并症及死亡原因之一。

项目二　骨盆骨折及双跟骨骨折患者案例分析

患者，男，25岁，因"高空坠落致臀部疼痛，双足肿胀，活动受限2小时"入院。入院查体：体温36 ℃，脉搏130次/分，呼吸35次/分，血压80/50 mmHg。神志清楚，双瞳孔等大等圆2.5 mm，对光反射灵敏。全身多处擦伤，口唇苍白，呼吸急促，四肢偏凉，左下腹压痛，无反跳痛、肌紧张，左髋部、双足跟部、足背肿胀触痛，双足背动脉搏动减弱，骨盆挤压实验阳性，左髋、双踝活动受限，左下肢及左足背感麻木。辅助检查：CT 示左髋臼粉碎性骨折；左趾骨上下支骨折；双跟骨骨折，实验室检查尿红细胞+++。既往体健。诊断：骨盆骨折，双跟骨骨折。医嘱给予制动、吸氧、心电监护、止血、抗炎、促骨折愈合等对症治疗。

问题 1：按照轻重缓急的原则列出患者的 4 个护理问题（共 40 分，每个护理问题 10 分，护理问题应符合标准答案中的内容，否则不得分）。

问题 2：根据患者存在的护理问题，列出不少于 4 项主要护理措施（共 60 分）。

问题 3：结合患者病情及医嘱列出并完成 3 项临床操作（此处不计分）。

（1）

（2）

（3）

答案：

【护理问题】（共 40 分）。

（1）组织灌注量不足：脉搏 130 次/分、血压 80/50 mmHg，口唇苍白、四肢偏凉、双足背动脉搏动减弱（10 分）。

（2）疼痛：全身多处擦伤，多发骨折（10 分）。

（3）皮肤完整性受损：全身皮肤多处擦伤（10 分）。

（4）排便排尿形态改变：制动，留置尿管（10 分）。

【护理措施】

（1）密切监测患者生命体征及意识、瞳孔的变化，给予吸氧，严格记录出入量，及时发现和处理血容量不足。迅速建立静脉通路，及时按医嘱输血和补液。抬高患肢，保持四肢温暖（15 分）。

（2）患者取平卧位，禁止搬动，观察疼痛部位、性质、程度，遵医嘱使用止痛药物（15 分）。

（3）加强皮肤护理，为预防压力性损伤，需使用气垫床及相关减压措施（15 分）。

（4）尿道损伤的患者留置导尿管期间，密切观察尿液的颜色及性状，无禁忌症的患者可间断夹闭导尿管，注意尿道口护理，防止发生感染（15 分）。

【应选择的临床操作】 吸氧—心电监护—密闭式静脉输液。

【知识拓展】

（1）骨盆骨折是如何分型的？

答：基于垂直面的稳定性、后方结构的完整性以及外力作用的方向，骨盆骨折分为 A、B、C 三型。A 型为稳定型，轻度移位，一般不波及骨盆环；B 型为旋转不稳定型（部分稳定型）；C 型为垂直不稳定型（不稳定型）。

（2）骨盆骨折常见的并发症有哪些？

答：腹膜后血肿、尿道或膀胱损伤、神经损伤、直肠损伤、腹腔内脏器损伤。

（3）如何进行骨盆骨折患者的功能锻炼指导？

答：① 不影响骨盆环完整的骨折：单纯一处骨折，无合并伤，又不需要复位者，告知以卧床休息为主，仰卧与侧卧交替（健侧在下）。早期可在床上做上肢伸展运动，下肢肌肉收缩活动。1～2 周后可进行半卧位及坐位练习，并做髋关节、膝关节的屈伸运动。伤后 2~3 周，如全身情况尚好，可下床站立缓慢行走，逐渐加大活动量。伤后 3~4 周，不限制活动练习正常行走及下蹲。

② 影响骨盆环完整的骨折：伤后无合并症的患者，告知需卧硬板床休息，并进行上肢活动。伤后 2 周开始半坐位，进行下肢肌肉收缩锻炼，如股四头肌收缩、踝关节背伸、足趾伸屈等活动。伤后 3 周在床上进行髋关节、膝关节的活动，先被动、后主动。伤后 6~8 周（即骨折临床愈合），拆除牵引固定，扶拐行走。伤后第 12 周逐渐锻炼，并弃拐负重步行。

项目三　上消化道大出血患者案例分析

　　患者，男，63 岁，因"呕血 1 000 mL 伴晕厥"入院。查体：体温 37.2 ℃，脉搏 105 次/分，呼吸 28 次/分，经输血补液止血治疗后血压由 70/40 mmHg 升至 100/60 mmHg；神志清楚，腹平软，无压痛反跳痛，肠鸣音活跃，胃肠减压，胃管内有暗红色液体流出。既往有"十二指肠球部溃疡"病史 15 年，曾行溃疡穿孔修补术。血常规：血红蛋白 76 g/L，血细胞比容 22.5%，急诊胃镜显示十二指肠球部活动性渗血。诊断：上消化道大出血。入院给予测量生命体征、心电监护、生长抑素泵止血、胃肠减压、补充容量、维持循环等治疗。

　　问题 1：按照轻重缓急的原则列出患者的 4 个护理问题（共 40 分，每个护理问题 10 分，护理问题应符合标准答案中的内容，否则不得分）。

　　问题 2：根据患者存在的护理问题，列出不少于 4 项主要护理措施（共 60 分）。

　　问题 3：结合患者病情及医嘱列出并完成 3 项临床操作（此处不计分）。

　　　　（1）

　　　　（2）

　　　　（3）

　　答案：

【护理问题】（共 40 分）。

（1）有窒息的危险：呕血（10 分）。

（2）出血性休克：呕血 ≥ 1 000 mL（10 分）。

（3）活动无耐力：患者呕血量多，血压低，伴晕厥（10 分）。

（4）恐惧：患者神志清楚，呕血量大，易紧张（10 分）。

【护理措施】

（1）保持呼吸道通畅，呕血时将患者头偏向一侧，可取头高侧卧位，防止大量血液涌入鼻腔或气道导致窒息，避免误吸（15 分）。

（2）密切监测患者生命体征及病情变化，评估患者呕血量，建立至少两条以上静脉通道，必要时协助医师建立中心静脉通道。遵医嘱快速补充血容量，使用止血药物、给予输血等对症处理（15分）。

（3）出血期间应严格卧床休息（15分）。

（4）安抚患者，消除患者紧张情绪，积极配合治疗，减少外界刺激，减少出血，促进止血（15分）。

【应选择的临床操作】静脉输液—生命体征监测—心电监护。

【知识拓展】

（1）上消化道出血会出现血尿素氮升高吗？

答：上消化道出血后数小时血尿素氮升高，3~4日恢复正常。氮质血症可分为肠源性、肾前性和肾性氮质血症。上消化道出血后，肠道中血液的蛋白质消化产物被吸收，引起血中尿素氮增高，成为肠源性氮质血症。

（2）如何判定是否存在活动性消化道出血？

答：①患者症状好转、脉搏及血压稳定、尿量> 30 mL/h，提示出血停止。②呕血或黑粪次数增多，呕吐物呈鲜红色或排出暗红色血便，或伴有肠鸣音活跃；经快速输血输液，周围循环衰竭的表现未明显改善；血红蛋白测定与红细胞压积（Hct）继续下降，网织红细胞持续增高；胃管抽出有较多新鲜血，提示存在活动性出血。

（3）上消化道出血与咯血的区别在哪？

答：上消化道出血与咯血的区别见表3。

表3 上消化道出血与咯血的区别

类型	呕血	咯血
病史	患者多有胃、十二指肠溃疡，肿瘤或肝硬变等病史	患者一般有结核、支气管扩张或心肺疾病
出血方式	多随呕吐引起	一般是咳嗽后吐出
血液颜色	呈紫红或咖啡色，无泡沫	鲜红，有泡沫
内容物	食物残渣及胃液	混有痰液
出血前症状	呕血前常先发生上腹疼痛，饱胀不适	咯血前常有喉痒、咳嗽、胸闷
血液反应	血液呈酸性	血液呈弱碱性
大便检查	患者常拉柏油（黑色）样便，大便隐血试验阳性	患者大便隐血试验常阴性，除非吞下血液外，一般粪便正常

（4）如何评估出血量？

答：根据临床体征可大致估计出血量，具体见表4。

表4 出血量与临床体征的联系

出血量	临床体征
出血量 5 mL 以上	大便潜血试验（+）
出血量 50 mL 以上	黑便
短期内出血量 250~300 mL	常伴呕血
出血量< 400 mL	无明显血容量减少的症状
出血量> 500 mL	常出现血容量减少的症状
出血量> 1 000 mL	血压明显下降，或出现低血压

项目四 脑出血患者案例分析

患者，女，61岁，因"突发神志不清，右侧肢体无力伴言语障碍2小时"入院。患者于晨起感右侧肢体无力并跌倒在地，呼之不应，伴二便失禁，无恶心呕吐，无抽搐，即送医院急诊抢救室就诊，行头部CT检查示左侧基底节区高密度影。患者既往有高血压病史10余年，最高血压达200/100 mmHg，平时口服硝苯地平缓释片，诉血压控制一般。查体：体温38.7 ℃，血压212/113 mmHg，脉搏78次/分，呼吸28次/分，浅昏迷，双侧瞳孔等大等圆，约2 mm，光反射稍迟钝，格拉斯哥昏迷指数（GCS）评分7分，口唇无明显紫绀，双肺呼吸音粗，可闻及明显痰鸣音，心律齐，未闻及明显杂音。诊断：脑出血，高血压3级。入院后，立即给予硝普钠降压、复方甘露醇脱水以及营养脑神经等治疗。

问题1：按照轻重缓急的原则列出患者的4个护理问题（共40分，每个护理问题10分，护理问题应符合标准答案中的内容，否则不得分）。

问题2：根据患者存在的护理问题，列出不少于4项主要护理措施（共60分）。

问题3：结合患者病情及医嘱列出并完成3项临床操作（此处不计分）。

（1）

（2）

（3）

答案：

【护理问题】（共40分）。

（1）清理呼吸道无效：患者昏迷，双肺可闻及明显痰鸣音（10分）。

（2）体温过高：体温38.7 ℃（10分）。

（3）有误吸的危险：患者昏迷，吞咽障碍（10分）。

（4）有皮肤完整性受损的危险：患者二便失禁（10分）。

【护理措施】

（1）密切监测患者生命体征变化，遵医嘱严格控制血压，及时吸痰，保持呼吸道通畅（15分）。

（2）高热护理，遵医嘱物理降温，注意患者保暖，补充水分（15分）。

（3）绝对卧床休息，床头抬高30°（15分）。

（4）保持床单位清洁干燥，保持皮肤清洁，合理使用气垫床，定时翻身（15分）。

【应选择的临床操作】 心电监护—吸痰—静脉输液。

【知识拓展】

（1）脑梗死与脑出血的区别是什么？

答：脑梗死与脑出血的区别见表5。

表 5　脑梗死与脑出血的区别

类型	脑梗死	脑出血
发病年龄	多为 60 岁以上	多为 60 岁以下
起病状态	安静或睡眠中	动态起病
起病速度	10 余小时或 1~2 天症状达到高峰	10 分钟至数小时症状达到高峰
全脑症状	轻或无	颅内高压症状
意识障碍	无或较轻	多，较重
神经体征	多为非均等性偏瘫	多为均等性偏瘫
CT 检查	脑实质内低密度灶	脑实质内高密度灶
脑脊液	无色透明	可有血性

（2）脑梗死与脑出血的治疗原则有什么不同？

答：①脑梗死的治疗原则：改善脑循环，防止血栓进展，减少梗死范围，减少脑水肿，防止并发症。②脑出血的治疗原则：降低颅内压、控制脑水肿，防止脑疝形成。

（3）脑出血患者降压中应用硝普钠的注意事项有哪些？

答：硝普钠静脉滴注不可与其他药物配伍，滴注宜避光，配置后 8 小时内使用，溶液变色应立即停用。用药期间需严密监测血压、血浆氰化物浓度。

项目五　心肺复苏术后蛛网膜下腔出血患者案例分析

患者，男，50 岁，因"3 小时余前无明显诱因突发意识障碍，呼之不应，口吐白沫，伴上肢抖动"，予以急救处理后 120 送入医院急诊科。急诊科查体：患者意识丧失，颈动脉搏动未触及，无自主呼吸，双侧瞳孔直径 5 mm，对光反射消失。心电监护：血压 0 mmHg，心率 0 次/分，呼吸 0 次/分，血氧饱和度（SpO₂）0%，心电图显示一条直线。立即行胸外按压、气管插管、机械通气等急救处理，经抢救后恢复自主心跳和呼吸。入院查体：体温 37.5 ℃，血压 142/100 mmHg，脉搏 128 次/分，呼吸 30 次/分，血氧饱和度（SpO₂）94%，深昏迷，格拉斯哥昏迷指数（GCS）评分 3 分，左侧瞳孔 2.0 mm，右侧 3 mm，对光反射消失，双肺呼吸音粗，双肺可闻及湿啰音，心律齐。诊断：心肺复苏术后，蛛网膜下腔出血，分布性休克。医嘱予机械通气、抗休克、降颅压、维持内环境稳定、鼻饲营养支持对症治疗等处理。

问题 1：按照轻重缓急的原则列出患者的 4 个护理问题（共 40 分，每个护理问题 10 分，护理问题应符合标准答案中的内容，否则不得分）。

问题 2：根据患者存在的护理问题，列出不少于 4 项主要护理措施（共 60 分）。

问题 3：结合患者病情及医嘱列出并完成 3 项临床操作（此处不计分）。

（1）

（2）

（3）

答案：

【护理问题】（共 40 分）。

（1）清理呼吸道无效：患者昏迷，无咳嗽、咳痰能力（10 分）。

（2）气体交换障碍：呼吸机辅助呼吸，血氧饱和度（SpO_2）94%（10 分）。

（3）营养失调：患者病情危重，机械通气，处于消耗状态，低于机体需要量（10 分）。

（4）有皮肤完整性受损的危险：患者昏迷，不能自主活动，卧床时间长（10 分）。

【护理措施】

（1）严格执行无菌吸痰技术，及时清理呼吸道分泌物，保持呼吸道通畅（15 分）。

（2）雾化、翻身、多频震荡排痰，呼吸机辅助呼吸（15 分）。

（3）早期行肠内营养，满足患者机体需要量（15 分）。

（4）保持床单位清洁干燥，保持皮肤清洁，使用气垫床，受压部位予以减压，定时翻身，
加强营养（15 分）。

【应选择的临床操作】心肺复苏—吸痰—鼻饲。

【知识拓展】

（1）什么是蛛网膜下腔出血？

答：蛛网膜下腔出血通常为脑底部或脑表面的病变血管破裂，血液直接流入蛛网膜下腔
引起的一种临床综合征。

（2）心肺复苏后亚低温的作用机制是什么？

答：减少大脑的氧耗，抑制氧自由基，保护脂蛋白，减少低血流区域的氧需，减少细胞
内酸中毒，抑制兴奋性神经递质。

（3）什么是分布性休克？

答：分布性休克的基本机制为血管收缩舒张功能的异常。一部分表现为体循环阻力正常
或增高，容量血管扩张、循环血量相对不足所致。另一部分是以体循环阻力减低为
主要表现，导致血液重新分布。

附　录

附录一　第二届全国护理专业本科临床技能大赛

赛事规程

（发领队）

主办：全国高等医学教育学会护理教育分会

二〇一七年十月

赛事规程

（一）赛项名称

赛项名称：第二届全国护理专业本科临床技能大赛

赛项组别：护理专业本科学生

（二）竞赛目的

通过竞赛，全面考察参赛选手的临床护理基本技术操作水平、评判性思维能力及职业素养；引领护理专业本科院校适应护理学发展现状及技术发展趋势，推进本科护理专业教育教学改革。

（三）竞赛内容与时间

1. 竞赛内容

比赛内容以案例（病例）为主线，在健康评估基础上重点考核学生的临床思维能力和操作技能。临床操作比赛项目共 3 项。具体考点有：吸氧、静脉输液、心肺复苏、心电监护、皮试、肌肉注射、生命体征监测、鼻饲、吸痰 9 项。

2. 竞赛时间

比赛时长 20 分钟。

比赛用物准备：3 项技术操作的用物一次准备齐全（比赛时间内，即 20 分钟内）。

（四）竞赛方式

本赛事为赛道式团体赛，以团体总分排列比赛名次。报名院校挑选 4 名优秀选手（3 名选手参加比赛，1 名预备选手）组成代表队参加比赛，每名选手限 1 名指导教师，选手和指导教师的对应关系一经确定不得随意变更。竞赛分别设置健康评估和临床操作 2 个考评站点，各参赛院校选手首先在健康评估一站合作完成临床案例分析，回答相关提问（笔试），并根据护理诊断提出护理问题（至少 4 个），结合医嘱确定三项临床护理操作，每人选择并完成一项操作，不允许一人完成多项操作。

（五）竞赛规则

1. 参赛选手

须为本科学校全日制在册学生；本科院校四年制或五年制在册学生，专接本学生可报名参加比赛。选手年龄须不超过 25 周岁（当年）。

2. 抽签方式

① 比赛时段抽签：在领队会上进行抽签，确定比赛时段。首先，各参赛院校领队按院校拼音首字母依次抽取抽签顺序。其次，各参赛院校按抽签顺序依次抽取比赛时段。抽到 1-××号的参赛院校参加××日上午××时段比赛，抽到 2-××号的参赛院校参加××日下午××时段比赛。抽得的号码同时作为比赛当天抽取比赛顺序签的顺序号，由抽签者签字确认。

② 比赛顺序抽签：在比赛当天上下午时段开始比赛前 1 小时，各参赛队领队由工作人员引导至指定地点，按参赛队顺序号依次抽签决定比赛顺序，并对抽签结果签字确认；选手进入候赛区后，按比赛顺序依次抽签决定比赛赛道，并对抽签结果签字确认。

3. 进入赛场方式

参赛选手由赛场指挥人员提示进入赛场，并在对应赛道前列队，主持人下达"比赛开始"

指令后进入赛道，开始倒计时。

4. 竞赛时间要求

竞赛中，场内电子大屏幕显示比赛剩余时间，赛场主持人在比赛结束前 1 分钟进行提示；如提前完成所有操作，请全部选手举手示意以便记录时间，如在规定时间内未完成全部操作，比赛结束指令下达后，必须停止操作，在引导员引导下离场。选手竞赛开始、终止时间由赛场裁判记录在案。

5. 其他注意事项

各参赛队的领队、指导教师以及随行人员谢绝进入赛场。

（六）竞赛环境

赛场内模拟医院工作情境设置：

1. 选手候赛区

2. 技能竞赛区

① 备物区：配备技术操作相关用物。

② 操作区：操作场地宽敞、明亮；配备病床、床旁桌椅、相关护理模型和仪器设备等。

3. 工作区

工作区包括计分区、仲裁区、裁判休息区、工作人员休息区、医疗保障区。

选手通道与工作人员通道、比赛后选手与未比赛选手进出赛场的路径分别隔离，不相互交叉。

（七）技术操作用物

（1）氧气吸入：治疗车、治疗盘、湿化瓶（内盛 1/3～1/2 新制备冷开水/蒸馏水，注明日期）、吸氧管、水杯（内盛蒸馏水或冷开水）、氧气表、棉签、记录单、纸巾、消毒洗手液、弯盘。

（2）密闭式静脉输液：治疗盘、皮肤消毒液（安尔碘）、无菌干棉签（一次性）、0.9% 氯化钠（250 mL 塑料袋）、输液器（单头）、输液瓶贴、医嘱单、执行单、输液记录卡、止血带、治疗巾、垫巾、输液贴、治疗车、洗手液、锐器盒、医疗垃圾筒、生活垃圾筒、输液架。

（3）单人心肺复苏（成人院外）：模拟人、清洁纱布、记录单。

（4）心电监测：模拟人、病床一张、电源及插座、心电监护仪及模块、导联线、电极片、治疗盘、75% 酒精棉棉球、清洁纱布、医疗垃圾筒、护理记录单、治疗车、洗手液。

（5）皮内注射：治疗盘、75% 酒精、无菌棉签、乙醇棉球小罐、无菌纱布包（内含 2 块无菌纱布）、注射器（1 mL，2 mL）、皮试液（已配制）、0.1% 盐酸肾上腺素、医嘱单、执行单、治疗车、洗手液、锐器盒、医疗垃圾桶、生活垃圾桶。

（6）肌内注射：注射盘、安尔碘、无菌棉签、乙醇棉球小罐、无菌纱布包（内含 2 块无菌纱布）、注射器、药液、医嘱单、执行单、治疗车、洗手液、锐器盒、医疗垃圾桶、生活垃圾桶。

（7）生命体征监测：治疗盘、体温计、手表、记录本、血压计、听诊器、治疗车、洗手液、纱布、容器两个（一个放已消毒体温计，一个放测温后污染体温计）、笔。

（8）鼻饲：治疗盘、一次性胃管（附带油球）、20 mL 注射器、手电筒、听诊器、一次性换药包、纸巾、胶布、围管标识、橡皮筋、别针、盛水的水杯、棉签、喂食器、温水罐、营养液（接近正常体温）弯盘、松节油；治疗车、洗手液、医疗垃圾桶、生活垃圾桶、锐器盒、一次性手套。

（9）经鼻/口腔吸痰：① 治疗盘、一次性吸痰管数根、中心吸引装置（负压表、储液瓶、吸引器连接管2根）、氧气、昏迷患者另备开口器和舌钳、吸痰罐一套（注明开启日期及吸痰前后字样）、0.9%氯化钠500 mL（外用）、无菌手套、接头，必要时备压舌板。② 治疗车、手电筒、听诊器、记录单、清洁纸巾、洗手液。③ 医疗垃圾筒、生活垃圾筒。

（八）技术平台

1. 竞赛项目使用器材设备

竞赛设备（多功能模拟人）采用基础护理综合模拟人考核指导系统。

2. 比赛实况录播

比赛为开放比赛，欢迎全国各大院校专业教师观摩。

（九）技术操作评分标准

氧气吸入操作程序及考核标准

考核时间：7分钟。

考核资源：治疗车、治疗盘、湿化瓶（内盛1/3~1/2新制备冷开水/蒸馏水，注明日期）、吸氧管、水杯（内盛蒸馏水或冷开水）、氧气表、棉签、记录单、纸巾、弯盘、消毒洗手液。

项目	操作要点	分值	评分标准	扣分及说明
选手报告参赛号码，比赛计时开始				
仪表 2分	仪表端庄、服装整洁，不留长指甲，符合着装要求	2		
评估 15分	1. 核对医嘱	2		
	2. 评估患者病情、意识、生命体征、呼吸状况、缺氧程度、生命体征、血气分析结果、鼻腔状况	6		
	3. 向患者解释目的、患者配合方法，询问是否二便	2		
	4. 评估中心供氧系统是否完好，打开流量表开关检查有无漏气，关闭开关	5		
操作前准备 5分	1. 洗手、戴口罩	2		
	2. 备齐用物，放置合理	2		
	3. 环境安静整洁、无明火和热源	1		
吸氧 32分	1. 携用物至床旁，核对患者，做好解释	4		
	2. 协助患者舒适卧位，用棉签清洁双侧鼻孔	4		
	3. 连接流量表、湿化瓶、吸氧管	5		
	4. 将鼻塞放于水中，检查是否通畅，关闭流量表，用干棉签擦干鼻塞	5		
	5. 打开流量表，根据病情调节氧流量。低流量为1~2 L/min，中流量为3~4 L/min，高流量为5~6 L/min	5		
	6. 将鼻塞轻轻插入鼻孔，妥善固定	5		
	7. 协助患者舒适卧位，记录吸氧开始时间和流量	2		
	8. 整理用物，洗手，处理医嘱，执行者签字	2		

项目	操作要点	分值	评分标准	扣分及说明
停氧 22分	1. 评估患者缺氧改善情况	2		
	2. 取下鼻导管,关闭流量表开关	8		
	3. 清洁面部,取下湿化瓶、流量表	4		
	4. 协助患者取安全舒适体位,整理床单位,呼叫器放于患者伸手可及处	6		
	5. 处理用物,洗手,记录停氧时间,处理医嘱,执行者签字	2		
操作后 4分	1. 整理用物,分类处理	2		
	2. 洗手(报告操作完毕)	2		
指导要点 10分	1. 告知患者进食饮水时暂停吸氧,防止误吸或咽入气体过多引起腹胀	3		
	2. 嘱患者及家属不可自行摘除鼻塞或随意调节氧流量	3		
	3. 吸氧过程中如有不适,应及时告知医护人员	2		
	4. 告知患者有关用氧的安全知识,用氧时远离明火	2		
评价 10分	1. 操作熟练,符合规范要求	2		
	2. 安全用氧,做好"四防"	2		
	3. 严格遵守给氧操作规则(用氧前:先调流量,再插管;停用氧:先取导管再关开关)	3		
	4. 操作中与患者沟通良好	3		

完成操作时间:　　　　　　　　　　　评委签名:

密闭式静脉输液技术操作程序及考核标准

考核时间:10分钟。

考核资源:① 治疗盘、皮肤消毒液(安尔碘)、无菌干棉签(一次性)、0.9%氯化钠(250 mL塑料袋)、输液器(单头)、输液瓶贴。② 医嘱单、执行单、输液记录卡、止血带、治疗巾、垫巾、输液贴。③ 治疗车、洗手液、锐器盒、医疗垃圾桶、生活垃圾桶。④ 输液架。

项目	操作要点	分值	评分标准	扣分及说明
	选手报告参赛号码,比赛计时开始			
仪表 3分	仪表端庄,服装整洁,不留长指甲,按要求着装	3		
评估 12分	1. 核对医嘱单与执行单	2		
	2. 携带执行单、止血带至病人床旁,核对患者腕带或床头卡,询问患者姓名	2		
	3. 了解患者身体状况,告知并解释输液的目的,取得合作,询问二便,为输液做好准备	2		
	4. 评估患者病情、年龄、意识、心肺功能、自理能力、合作程度、过敏史、穿刺部位的皮肤及血管情况(口述)	4		
	5. 环境准备:光线充足,环境整洁宽敞,适宜操作(口述),备好输液架	2		

项目	操作要点	分值	评分标准	扣分及说明
操作前准备 15分	1. 洗手、戴口罩	2		
	2. 备齐用物，放置合理，便于操作，符合无菌原则要求	3		
	3. 按执行单查对药物并两人核对（两人核对）	4		
	4. 填写并粘贴输液瓶贴（在药液标签旁倒贴），打开瓶盖中心，进行常规消毒、待干	3		
	5. 检查输液器包装、有效期与质量，打开输液器包装，将输液器针头插入瓶塞至根部	3		
操作过程 50分	1. 再次核对医嘱	2		
	2. 携用物至床旁，核对床号、床头卡，询问患者姓名	3		
	3. 悬挂输液瓶于输液架上，再次核对执行单	2		
	4. 协助病人取舒适卧位，穿刺部位下铺垫巾，放好止血带，暴露穿刺部位，准备输液贴	5		
	5. 将输液器从包装内取出，旋紧头皮针连接处，进行排气（首次排气原则不滴出药液）	3		
操作过程 50分	6. 常规消毒注射部位皮肤，范围大于 5 cm，待干；在穿刺点上方6 cm处扎止血带，再次消毒注射部位皮肤，排气至少量药液滴出	6		
	7. 再次核对药液与患者相符，检查针头及输液管内有无气泡，取下护针帽，嘱患者握拳，固定血管、进针，见回血后再将针头沿血管方向潜行少许	10		
	8. 穿刺成功，松止血带，嘱病人松拳，点滴通畅后用输液贴固定	4		
	9. 根据患者年龄、病情和药物性质调节滴速（一般成人 40～60 滴/min，儿童 20～40 滴/min），并报告	5		
	10. 填写输液单各项内容，再次核对，告知患者注意事项，不可随意调节滴数，告知患者穿刺肢体避免过度活动，出现异常情况告知医护人员（口述）	5		
	11. 整理用物及病人床单位，安置患者舒适体位，放置呼叫器于易取处，洗手摘口罩	5		
操作后 5分	1. 整理用物，按垃圾分类处理用物	2		
	2. 洗手、记录	3		
输液完毕 5分	1. 核对解释，揭去输液贴，轻压穿刺点上方，关闭调节夹，迅速拔针	3		
	2. 嘱患者按压片刻至无出血，并告知相关事项(口述)	2		
	比赛计时结束			
综合评价 10分	1. 程序正确，操作规范、娴熟，按时完成	2		
	2. 无菌观念强，无污染，符合无菌操作原则	2		
	3. 态度严谨，动作敏捷，操作细心准确	2		
	4. 一次排气成功，一次穿刺成功、查对到位	2		
	5. 操作过程中沟通有效，能做到关心病人，以病人为中心，确保安全	2		

完成操作时间：　　　　　　　　　　　评委签名：

单人心肺复苏（成人院前）操作程序及考核标准

考核时间：5分钟。

考核资源：①可进行心肺复苏的模拟人。②清洁纱布、记录单。

项目	操作要点	技术要求	分值	评分标准	扣分及说明
		选手报告参赛号码，比赛计时开始			
环境评估 5分		1. 发现患者倒地，评估现场环境，口述环境是否安全	2		
		2. 跑向患者并双膝跪于患者一侧	3		
操作过程 75分	患者评估：反应及呼吸（10分）	1. 协助患者平卧，轻拍患者肩部，于患者双耳侧大声呼唤、询问	3		
		2. 迅速查看患者胸廓有无起伏	1		
		3. 判断患者意识并报告结果，如无反应立即呼救：呼叫帮助、请求拨打120、如有可能获得AED（或除颤仪）	3		
		4. 置患者于心肺复苏体位，看表，记录时间	2		
		5. 10 s内完成反应及呼吸评估	1		
	检查脉搏（5分）	1. 触摸颈动脉5~10 s（至少5 s，但不超过10 s），方法：救护者一手指及中指沿患者喉结处向近侧下滑两横指	4		
		2. 判断患者有无脉搏搏动，如无脉搏搏动，立即进行胸外按压（选手报告结果）	1		
	胸外按压术（33分）	1. 确保患者仰卧在坚固的平坦地面（口述）	3		
		2. 充分暴露患者胸前区，并松解裤带	2		
		3. 按压部位：两乳头连线及胸骨交界处	10		
操作过程 75分		4. 连续按压30次，频率为每分钟至少100次（18 s或更短的时间内施以每组30次胸外按压）	8		
		5. 每次按压深度至少5 cm，胸壁完全回弹	10		
	开放气道（5分）	1. 打开患者口腔，如有分泌物或异物，立即将头偏向一侧并清除	2		
		2. 采用仰头举颏法打开气道	3		
	口对口人工呼吸（22分）	1. 将纱布盖于患者口鼻处，一手紧捏患者鼻翼	3		
		2. 正常吸气，用自己的口包住患者的口，不漏气	6		
		3. 有效吹气2次，同时观察胸廓是否隆起	5		
		4. 按压与吹气之比为30比2，连续操作5个循环后摸颈动脉搏动，判断复苏效果	5		
		5. 报告复苏效果：患者颈动脉搏动恢复，自主呼吸恢复	3		

项目	操作要点	技术要求	分值	评分标准	扣分及说明
操作后 5分	1. 整理患者衣服，头侧向一侧		2		
	2. 口述：给予复苏后监护，尽早开展高级生命支持（比赛计时结束）		3		
综合评价 15分	1. 操作娴熟，动作规范，方法正确，全过程体现人文关怀		3		
	2. 遵守 C-A-B 步骤进行心肺复苏		2		
	3. 按压同时要观察患者反应及面色改变，保证每次按压后胸部回弹且不中断按压；人工呼吸气体持续缓慢吹入，并观察患者胸部隆起情况		3		
	4. 按压应确保足够的速度与深度，尽量减少中断，中断不应超过 10 s		4		
	5. 按压有效性高、动作连贯性好		3		

完成操作时间：　　　　　　　　　　评委签名：

心电监测技术操作程序及考核标准

考核时间：10 分钟。

考核资源：① 模拟患者、病床一张、电源及插座。② 心电监护仪及模块、导联线、电极片。③ 治疗盘、75%酒精棉棉球、清洁纱布、医疗垃圾桶。④ 护理记录单。⑤ 治疗车、洗手液。

项目	操作要点	分值	评分标准	扣分及说明
	选手报告参赛号码，比赛计时开始			
仪表 3分	仪表端庄，服装整洁，不留长指甲，按要求着装	3		
评估 12分	1. 核对医嘱	2		
	2. 核对患者，对清醒患者告知监测目的及方法，评估患者病情、意识状态、皮肤、肢体、指甲状况	5		
	3. 确认监护仪处于完好备用状态	3		
	4. 评估周围环境：温湿度适宜、光线适中、患者周围无电磁波干扰	2		
操作前准备 10分	1. 洗手	4		
	2. 备齐用物，放置合理	6		
操作过程 55分	1. 携用物至床旁，核对患者并解释	3		
	2. 连接监护仪电源并启动，连接电极片	2		
	3. 协助患者平卧位，暴露胸部，清洁患者皮肤	3		
	4. 粘贴电极片于患者身体正确部位： 右上（RA）：右锁骨中线第一肋间 左上（LA）：左锁骨中线第一肋间 右下（RL）：右锁骨中线剑突水平处 左下（LL）：左锁骨中线剑突水平处 胸导（C）：胸骨左缘第四肋间	10		

项目	操作要点	分值	评分标准	扣分及说明
操作过程 55分	5. 正确安装血压袖带	4		
	6. 正确安装血氧饱和度指套	3		
	7. 监护仪设置:①调整参数,设置合理心电监测指标(HR、R、BP、SPO₂)报警界线,打开报警系统。②选择清晰的导联线。③调整振幅。④调整血压监测方式、间隔时间	10		
	8. 整理床单位,协助患者取舒适体位	2		
	9. 告知患者注意事项:不要自行移动或摘除电极;告知患者及家属不要在监护仪附近使用手机,以免干扰监测波形;指导患者学会观察电极片周围情况,如有痒痛感,及时告诉医护人员	3		
	10. 洗手,记录检测数值	4		
	11. 处理用物,洗手	3		
	12. 停止心电监护:①核对患者并解释原因;②关闭监护仪,撤离导线;③清洁皮肤,安置患者;④整理并处理用物,洗手,记录;⑤对监护仪、导线等进行清洁维护（口述）。报告操作完毕（计时结束）	8		
识别心电图 10分	现场随机抽取心电图进行判读,范围是:心房扑动、心房颤动、心室扑动、心室颤动、室性期前收缩、窦性心动过速、窦性心动过缓、一度房室传导阻滞	10		
综合评价 10分	1. 程序正确,动作规范,操作熟练	2		
	2. 导联连接与安置正确,血压袖带、氧饱和度监测连接与安置正确,设定参数值适宜	4		
	3. 以患者为中心,与患者交流时语言简练,表述清楚,确保安全	2		
	4. 态度和蔼、自然真切,体现人文关怀	2		

完成操作时间：　　　　　　　　　　　　评委签名：

皮内注射技术操作程序及考核标准

考核时间：8分钟。

考核资源：①治疗盘、75%酒精、无菌棉签、乙醇棉球小罐、无菌纱布包（内含 2 块无菌纱布）、注射器（1 mL，2 mL）、皮试液（已配制）、0.1%盐酸肾上腺素。②医嘱单、执行单。③治疗车、洗手液、锐器盒、医疗垃圾桶、生活垃圾桶。

项目	操作要点	分值	评分标准	扣分及说明
	选手报告参赛号码,比赛计时开始			
仪表 3分	仪表端庄,服装整洁,不留长指甲,按要求着装	3		
评估 12分	1. 核对医嘱单及执行单	2		
	2. 携执行单至床旁,核对患者腕带或床头卡,询问患者姓名	2		

项目	操作要点	分值	评分标准	扣分及说明
评估 12分	3. 评估患者病情、年龄、意识、合作程度、用药史、过敏史、家属史及注射部位皮肤状况（口述）	4		
	4. 向患者解释注射药物的目的、配合及注意事项	3		
	5. 评估环境安静、整洁、明亮、适于操作（病室）	1		
操作前准备 5分	1. 洗手、戴口罩	2		
	2. 备齐用物，放置合理，便于操作，符合要求	2		
	3. 环境准备：环境安静、整洁、光线充足（治疗室）	1		
准备药液 15分	1. 按执行单查对药物并两人核对	4		
	2. 取出无菌纱布，铺简易无菌盘	4		
	3. 抽吸适量皮试液置于无菌盘内	4		
	4. 再次查对药物名称、剂量等	3		
皮内注射 40分	1. 携物至床旁，核对腕带或床头卡，询问患者姓名并解释	3		
	2. 协助患者取舒适体位，选择注射部位，常用部位为前臂掌侧下段（口述）	5		
	3. 消毒皮肤，方法正确，范围大于 5 cm，待干	4		
	4. 核对药液与患者，排尽空气	4		
	5. 注射：一手绷紧皮肤，一手持注射器，针尖斜面朝上，针头与皮肤呈 5°角刺入皮内，待针尖斜面进入皮内后，放平注射器，固定针栓	8		
	6. 注入 0.1 mL 使局部形成一皮丘	6		
	7. 注射完毕，迅速拔针，勿按压	3		
	8. 看表计时，20分钟后观察结果	5		
	9. 查对配制皮试液药名与执行单各项内容准确无误	2		
患者教育 5分	1. 嘱患者勿离开病区，勿揉搓和抓挠穿刺部位	3		
	2. 告知患者如有不适及时告诉医护人员	2		
整理 10分	1. 整理床单位，协助患者取舒适体位	2		
	2. 按垃圾分类处理用物	4		
	3. 洗手、脱口罩，记录	4		
比赛计时结束				
综合评价 10分	1. 严格执行无菌技术操作原则和注射原则	2		
	2. 按药物要求配制皮试液，剂量准确，现配现用	2		
	3. 配备抢救药品及物品，及时处理过敏反应	2		
	4. 与患者沟通有效，体现以患者为中心原则，态度和蔼、充满人文关怀	4		

完成操作时间：   评委签名：

肌内注射技术操作程序及考核标准

考核时间：8 分钟。

考核资源：①注射盘、安尔碘、无菌棉签、乙醇棉球小罐、无菌纱布包（内含 2 块无菌纱布）、注射器、药液。②医嘱单、执行单。③治疗车、洗手液、锐器盒、医疗垃圾桶、生活垃圾桶。

项目	操作要点	分值	评分标准	扣分及说明
	选手报告参赛号码，比赛计时开始			
仪表 3分	仪表端庄，服装整洁，不留长指甲，按要求着装	3		
评估 12分	1. 核对医嘱单及执行单	2		
	2. 携执行单至床旁，核对患者腕带或床头卡，询问患者姓名	2		
	3. 评估患者病情、年龄、意识、合作程度、用药史及注射部位皮肤状况（口述）	3		
	4. 向患者解释注射药物的目的、配合及注意事项	4		
	5. 评估环境安静、整洁、明亮、适于操作（病室）	1		
准备 5分	1. 洗手、戴口罩	2		
	2. 备齐用物，放置合理，便于操作，符合要求	2		
	3. 环境准备：环境安静、整洁、光线充足（治疗室）	1		
抽吸 药液 15分	1. 按执行单查对药物并两人核对	2		
	2. 取出无菌纱布，铺简易无菌盘	3		
	3. 按要求消毒并掰开安瓿	2		
	4. 取出注射器，抽吸药液（不余、不漏、不污染）	6		
	5. 将抽吸好的药液置于无菌盘内	2		
注射 药液 40分	1. 携物至床旁，核对腕带或床头卡，询问患者姓名并解释	3		
	2. 协助患者取合适体位，遮挡患者（如侧卧时上腿伸直，下腿弯曲，俯卧时足尖相对，足跟分开）	4		
	3. 选择注射部位，常用部位为臀大肌（口述两种定位方法）	6		
	4. 消毒皮肤 2 次，方法正确，范围大于 5 cm，待干	4		
	5. 核对药液与患者，排尽空气，准备干棉签夹在左手上	6		
	6. 进针：一手绷紧皮肤，一手持注射器以中指固定针栓，将针头迅速垂直刺入肌内 2.5～3 cm	6		
	7. 推药：抽无回血后，缓慢匀速推药，观察患者反应	6		
	8. 拔针：注射完毕，快速拔针，局部按压片刻	3		
	9. 与执行单各项内容查对	2		
患者 教育 5分	1. 向患者讲解药物注射后可能出现的反应，如有不适立即告知医护人员	3		
	2. 嘱患者注射后休息片刻，穿刺部位如有红肿、硬结等及时告知医护人员	2		

项目	操作要点	分值	评分标准	扣分及说明
整理 10分	1. 整理床单位，协助患者取舒适体位	3		
	2. 按垃圾分类处理用物	4		
	3. 洗手、脱口罩，记录	3		
比赛计时结束				
综合 评价 10分	1. 严格执行无菌技术操作原则和注射原则	2		
	2. 程序正确，动作规范，操作熟练，按时完成	3		
	3. 与患者沟通有效，体现以患者为中心原则，态度和蔼、充满人文关怀	5		

完成操作时间：　　　　　　　　　　　　　评委签名：

生命体征监测技术操作及考核标准

考核时间：10分钟。

考核资源：治疗盘、体温计、手表、记录本、血压计、听诊器、治疗车、洗手液、纱布、容器两个（一个放已消毒体温计，一个放测温后污体温计）、笔。

项目	操作要点	分值	评分标准	扣分及说明
仪表 5分	仪表端庄，服装整洁，不留长指甲，符合着装要求	5		
评估 10分	1. 护士至床旁，核对床号、床头卡，询问患者姓名	2		
	2. 评估患者意识、年龄、病情、告知操作目的	2		
	3. 评估患者合作程度	2		
	4. 了解患者是否存在影响测量结果的因素（口述）	2		
	5. 评估病室环境安静、整洁、光线充足	2		
操作 前准备 13分	1. 洗手	2		
	2. 备齐用物，放置合理	4		
	3. 检查体温计、血压计等无破损，清点体温计数目	3		
	4. 携带用物至床旁，核对床号、床头卡，询问患者姓名并向病人解释	4		
测量 腋温 12分	1. 安置体位：协助病人采取舒适卧位	2		
	2. 解开纽扣，擦拭汗液	4		
	3. 将体温计放置于腋下，嘱患者屈臂过胸夹紧，10 min取出（口述口温、肛温测量部位、方法和时间）	6		
测量 脉搏 16分	1. 用食指、中指、无名指按于桡动脉上，计数30 s	4		
	2. 说明异常脉搏、危重患者需测量1 min	4		
	3. 说明脉搏细弱难测量时用听诊器在心尖部测量心率	4		
	4. 说明脉搏短绌者应由两名护士同时测量心率、脉搏	4		

项目	操作要点	分值	评分标准	扣分及说明
测量呼吸 4分	似诊脉状，观察胸廓起伏，计数30 s。口述异常呼吸测量时间、危重患者测量方法	4		
测量血压 15分	1. 将血压计零点与被测量肢体置于同一水平，打开血压计	4		
	2. 驱尽袖带内空气，系上袖带，下缘距肘窝2～3 cm	3		
	3. 置听诊器于肱动脉搏动最明显处，一手固定，另一手控制血压计，测量数值	4		
	4. 驱尽袖带内空气，解开袖带，关闭血压计	4		
操作后 15分	1. 告诉患者测量数值	3		
	2. 说明结果如有异常应复测并通知医生	3		
	3. 整理床单位，协助患者取舒适卧位	3		
	4. 洗手、记录（报告操作完毕）	3		
	5. 处理用物，分类放置	3		
综合评价 10分	1. 操作熟练，测量方法正确，数值客观、准确	5		
	2. 操作中与患者沟通良好	5		

完成操作时间：　　　　　　　　　　　　　评委签名：

鼻饲技术程序及考核标准

考核时间：15分钟。

考核资源：治疗盘、一次性胃管（附带油球）、20 mL注射器、手电、听诊器、一次性换药包、纸巾、胶布、围管标识、橡皮筋、别针、盛水的水杯、棉签、喂食器、温水罐、营养液（接近正常体温）弯盘、松节油、治疗车、洗手液、医疗垃圾桶、生活垃圾桶、锐器盒、一次性手套。

项目	操作要点	分值	评分标准	扣分及说明
	选手报告参赛号码，比赛计时开始			
仪表 5分	仪表端庄，服装整洁，不留长指甲，符合医院着装要求	5		
评估 10分	1. 将执行单与医嘱核对，准确无误	2		
	2. 了解患者病情、意识、心理状态、营养状况、胃肠道功能及合作程度	2		
	3. 观察患者鼻腔黏膜有无肿胀、炎症，有无鼻中隔弯曲及鼻息肉等	3		
	4. 正确解释操作目的、注意事项、配合方法，根据病情选择半卧位、坐位或仰卧位、侧卧位	3		
准备 5分	1. 护士准备（衣帽整洁、洗手、戴口罩）	2		
	2. 备齐用物，放置合理齐全	2		
	3. 环境准备：整洁、安静、光线充足	1		
置胃管 30分	1. 核对：携执行单及用物到患者床旁，核对姓名、做好解释	4		

项目	操作要点	分值	评分标准	扣分及说明
	2. 卧位：根据病情选择合适卧位，铺治疗巾、清洁鼻腔、确定剑突位置	2		
	3. 测量：戴手套，检查胃管是否通畅，测量插入胃管长度（鼻尖→耳垂→剑突或发际→剑突），润滑胃管前端	8		
	4. 再次核对后，自鼻孔缓慢插入胃管，插至 10～15 cm 时嘱患者做吞咽动作，并顺势轻轻插入。如不能配合者，左手将患者头部托起，使下颌靠近胸骨柄，将胃管沿后壁滑行缓缓插入至预定长度（颈椎骨折患者禁用），观察患者反应（口述发生恶心呕吐；呼吸困难、呛咳发绀；插入不畅的应对方法），查看胃管是否盘在口腔，脱手套，初步固定胃管（鼻翼）	10		
	5. 检测：回抽胃液/听气过水音/观察有无气泡逸出的方法，确认在胃内后，妥善固定并贴标识；洗手，核对后在执行单签字	6		
鼻饲 15 分	1. 确认：回抽胃液并评估胃内残余量，如有异常及时报告；自胃管注入少量温开水	5		
	2. 鼻饲：遵医嘱准备营养液（口述：营养液现配现用，粉剂应均匀搅拌，配制后的营养液放置于冰箱内冷藏，24 h 用完；特殊用药前后用约 30 mL 温水冲洗胃管，药片或药丸经研碎、溶解后注入胃管）；一般采取半坐位，一手反折胃管末端，另一手抽吸营养液，缓慢匀速输注营养液后，注入 30～50 ml 温开水，封堵胃管，妥善固定，也可以使用肠内营养输注泵将营养液加温泵入。	3 5		
	口述：长期留置胃管，每日用油膏涂拭鼻腔黏膜，轻轻转动鼻胃管，进行口腔护理，定期（或按照说明书）更换胃管，对胃造口、空肠造口者，保持造口周围皮肤干燥、清洁	2		
拔除胃管 15 分	1. 核对：携执行单及用物至床旁，核对床号、床头卡及患者姓名，做好解释，置弯盘于患者颌下，松解胃管的固定，戴手套	4		
	2. 移动：封严胃管末端，轻微移动胃管，指导患者配合的方法	2		
	3. 拔管：一手持纱布靠近鼻孔包裹胃管，嘱患者深呼吸，在呼气时拔管，到咽喉处快速拔出，置胃管于弯盘内，脱手套	5		
	4. 清洁：协助漱口，清洁面部，擦去胶布痕迹，观察患者反应。病情允许者输注营养液后 30 min 保持半卧位，避免搬动患者或可能引起误吸的操作。洗手，在执行单签字	4		
整理 10 分	1. 整理床单位，协助舒适卧位，洗手	4		
	2. 处理用物，分类放置	2		
	3. 洗手，记录鼻饲量以及鼻饲中、后的反应（报告操作完毕）	4		
评价 10 分	1. 胃管是否安全、顺利、准确置入胃内，未造成不适和损伤	4		
	2. 胃管是否通畅，妥善固定	3		
	3. 观察鼻饲过程中、鼻饲后胃肠功能情况	3		

完成操作时间：　　　　　　　　　　　　　　　　评委签名：

经鼻/口腔吸痰操作程序及考核标准

考核时间：10分钟。

考核资源：① 治疗盘、一次性吸痰管数根、中心吸引装置（负压表、储液瓶、吸引器连接管 2 根）、氧气、昏迷患者另备开口器和舌钳、吸痰罐一套（注明开启日期及吸痰前后字样）、0.9%氯化钠 500 mL（外用）、无菌手套、必要时备压舌板。② 治疗车、手电筒、听诊器、记录单、清洁纸巾、洗手液。③ 医疗垃圾桶、生活垃圾桶。

项目	操作要点	分值	评分标准	扣分及说明
选手报告参赛号码，比赛计时开始				
仪表 5分	仪表端庄、服装整洁、不留长指甲，按医院要求着装	5		
评估 15分	1. 评估患者病情、意识状态、呼吸状况、呼吸道分泌物排出能力、生命体征、吸氧流量及缺氧情况（呼吸困难、血氧饱和度、血气分析结果、紫绀等）	4		
	2. 借助手电筒评估患者口鼻黏膜的情况，取下活动的义齿。听诊肺部呼吸音，评估肺部分泌物的量、黏稠度、部位，鼓励并指导患者深呼吸，进行有效咳嗽和咳痰	6		
	3. 对清醒患者应进行解释，取得患者配合，询问有无如厕需求	3		
	4. 评估环境：温湿度适宜、安静整洁、光线适中，必要时屏风遮挡（口述）	2		
操作前 5分	1. 洗手，戴口罩	2		
	2. 用品齐全，清洁适用，摆放有序，便于操作	3		
操作过程 50分	1. 携用物至床旁，核对床号、床头卡、姓名，向患者解释	2		
	2. 安装储液瓶，连接负压吸引装置，调节负压，检查吸引装置各处连接是否严密，是否漏气	5		
	3. 适当调高吸氧流量至 8~10 L/min（先分离，后调节），防止低氧血症	2		
	4.拍背，抬高床头30°，协助患者头转向操作者，垫清洁纸巾于患者口角旁，速消手	5		
	5. 打开无菌吸痰罐，倒入适量生理盐水，注明生理盐水打开日期及时间；撕开吸痰管外包装前端	5		
	6.右手戴无菌手套，将吸痰管抽出并盘绕于无菌手中，根部与负压管相连；非无菌手打开吸引器开关，调节负压（一般压力：成人 300~400 mmHg）	5		
	7. 润滑吸痰管，试吸是否通畅	3		
	8. 阻断负压，将吸痰管插入患者鼻腔→咽喉部→气管；吸痰时边上提边旋转吸引，自深部向上分别吸净气道深处、口腔、鼻腔的痰液	15		

项目	操作要点	分值	评分标准	扣分及说明
操作过程 50 分	9. 每次吸痰<15 s，冲洗吸痰管和负压吸引管，如需再次吸痰，应重新更换吸痰管；每次吸痰后都应将吸痰罐内的生理盐水吸净	5		
	10. 吸痰完毕，非无菌手关上吸引器开关，分离吸痰管，反脱手套将吸痰管包裹，弃于医疗垃圾桶，速消手	3		
操作后 13 分	1. 吸痰后密切观察患者的痰液情况、病情、生命体征，待血氧饱和度升至正常水平后将氧流量调至合理水平（先分离后调节）	4		
	2. 听诊，及时清理留在患者面部的污物，观察鼻腔黏膜，如有污物及时清理；整理床单位，协助患者取舒适体位，向患者健康宣教	4		
	3. 整理用物，若发现痰液里带鲜血，提示患者黏膜破损，应暂停吸痰（口述）；储液瓶内吸出液＞2/3 时，应及时倾倒（口述）； 按垃圾分类处理用物（若不需要床旁备用，则拆除负压吸引管，弃于医疗垃圾桶内）	3		
	4. 洗手、记录（吸痰时间、痰液性质、口鼻黏膜情况）、签字、报告操作完毕	2		
综合评价 12 分	1. 严格无菌操作，动作轻柔敏捷，每次吸痰时间不超过15 s，吸引负压合适	4		
	2. 吸痰管插入深度合理，吸痰过程中严密关注患者病情及生命体征变化	4		
	3. 吸痰效果好（吸痰后听诊，评价吸痰效果）	4		

完成操作时间：　　　　　　　　　　　　　评委签名：

（十）评分方法

竞赛成绩采用百分制、分步计分。每名参赛选手总分为 400 分，其中，案例分析 100 分；技术操作 300 分（每项操作满分 100 分）。

（1）案例分析以理论知识评分标准给分，设 2 人裁判组；技术操作每一站一个裁判组，每个裁判组为 3 人；依据评分标准取裁判给分之和的算术平均值为参赛选手技术操作得分；三名选手成绩之和为参赛队成绩。

（2）参赛选手的技术操作当天公布评分结果，并由裁判长、监督人员和仲裁人员签字后确认。

（3）依据各参赛队竞赛成绩由高到低排列名次。如成绩相同，以竞赛时间快慢确定先后名次。

（十一）奖项设定

本次大赛设特等奖、一等奖、二等奖、三等奖、优秀奖，其中三等奖以上奖项占参赛队总数的 50%，其余 50%为优秀奖。其中一等奖占 5%，二等奖占 15%，三等奖占 30%，特等奖一名，另设组织奖。

（十二）赛项安全

1. 竞赛准备工作

① 赛前对全体人员进行安全教育，并明确相关职责，熟悉比赛环节，做到心中有数。

② 组委会召集竞赛组委会成员、裁判员、工作人员、各领队会议，讨论并确定竞赛事宜和各方面工作要求，明确安全责任及注意事项。

③ 竞赛各项工作负责人应及时按竞赛执委会要求分解工作任务和安全责任。

④ 竞赛执委会应在赛前认真检查竞赛器材及场地，保证参赛选手比赛安全。

2. 组织过程安全责任

① 竞赛期间，裁判长为该项目安全工作的主要责任人，裁判员、工作人员各司其职，保证所在场地区域内参赛选手和工作人员安全，确保比赛正常进行。

② 领队为参赛院校所有选手安全的主要责任人，应按照竞赛要求组织本参赛队学生在指定位置就位，文明观看比赛；参赛选手有事须向领队请假。

③ 参赛选手检录后方能进入比赛场地，认真进行准备活动，比赛完毕立即退场，不得在赛场内逗留围观。

④ 竞赛期间，赛场内设置安全责任岗，加强对赛场内的安全巡查工作，责任到人，防止发生打架、失窃、踩踏等事件。严禁非本赛项人员未经允许私自进入观看比赛或滋事。

⑤ 竞赛期间在赛场内设置医疗保障区，安排医护人员和相应急救药品与器械，随时做好可能发生的竞赛伤害应急准备。

3. 应对突发事件的措施

比赛期间如发生突发性事件，安全工作领导小组成员应立即做出反应，及时了解和分析事件起因和发展态势，采取措施控制事件发展和影响范围，将损失降到最小限度。

① 如遇突发事件，参赛人员按照方案要求坚守岗位各司其职，听从竞赛执委会统一指挥；相关人员应开展救护工作，将事故危害降低到最低程度，严禁私自行动。

② 赛场外人员私自进入场地滋事、与赛场内人员发生冲突时，相关工作人员应及时制止，如拒不配合且情节严重，组委会将视情况报送公安机关惩处。

③ 如遇突发事件，组委会领导、专家组成员及各参赛代表队领队、指导教师应积极应对，严禁擅离职守先行撤离。

④ 比赛中如出现各种不可预知紧急情况，由相关项目责任人与各参赛代表队领队、指导教师一起及时组织参赛选手，听从竞赛组委会统一指挥，按指定路线有序撤离。

⑤ 任何人员如因不坚守岗位、不认真履行职责，因工作失职造成安全事故，相关损失由当事人自行承担，同时按竞赛工作制度进行相关处理并报送所在院校。

（十三）申诉与仲裁

各参赛队如对比赛成绩存有疑义，在成绩公布后半小时内，由参赛队领队以书面形式向仲裁委员会提出申诉，仲裁委员会接到申诉后及时组织复议，在闭幕颁奖仪式前及时反馈复议结果。仲裁复议结果为最终结果。

（十四）竞赛视频和观摩

比赛过程将安排全过程录像和直播供观摩和提供仲裁依据，在公平和不干扰比赛选手前提下向参赛院校的领队、指导老师以及承办单位学员开放。其中，上午比赛期间仅允许该时段参赛院校的 1 名领队和 1 名随行人员凭观摩证进入观摩场，下午向全体人员开放。

（十五）竞赛须知

1. 参赛队须知

① 所有参赛学生往返的交通费、食宿费及保险费由各代表队自理。

② 每支参赛代表队由 1 名领队、1 名指导教师和 4 名学生组成（上述人员由组委会统一安排住宿）。

③ 所有参赛院校均由教师带队，否则不予接洽。

④ 各参赛队领队、指导教师以及随行人员谢绝进入比赛现场。

⑤ 比赛过程中或比赛后发现问题，应由领队在当天向组委会提出复议陈述。领队、指导教师、选手不得与大赛工作人员直接交涉。

2. 指导教师须知

（1）指导教师必须是参赛选手所在学校的在职专任教师，每名选手限 1 名指导教师。

（2）指导教师一经确定不得随意变更。

3. 参赛选手须知

① 参赛选手必须穿着大赛组委会统一提供的着装进入赛场。女选手着护士服、帽子和白色护士鞋袜，男选手着白工作服、圆顶帽、白鞋、白袜。不得在参赛服饰上作任何标识，不得穿超过工作服衣领的上衣，不得携带随身包、首饰以及移动电话等通信设备，违规者取消本次比赛成绩。

② 参赛选手比赛顺序以抽签决定，并进行登记确认，依次按顺序在相应比赛地点进行比赛。

③ 各时段比赛前 1 小时，参赛选手凭选手证进入候赛区，赛场工作人员负责对各参赛选手的身份进行检查确认。

④ 选手在竞赛过程中不得擅自离开赛场，如有特殊情况，需经裁判同意后作特殊处理。

⑤ 竞赛过程中，参赛选手须严格遵守操作流程和规则，并自觉接受裁判的监督和警示。若因突发故障原因导致竞赛中断，应提请裁判确认其原因，并视具体情况做出裁决。

⑥ 组委会统一提供答题纸笔。

4. 工作人员须知

① 赛场各类工作人员必须统一佩戴由大赛组委会印制的相应证件，着装整齐，进入工作岗位。

② 除大赛组委会成员、专家组成员、现场裁判、赛场配备的工作人员外，其他人员未经大赛执委会允许不得进入赛场。

③ 新闻媒体等进入赛场必须经过大赛执委会允许，并且听从现场工作人员的安排和指挥，不得影响竞赛正常进行。

5. 注意事项

① 请各参赛队仔细阅读《赛项指南》等相关大赛文件，熟悉竞赛日程安排及注意事项，确保顺利、圆满地完成竞赛。

② 各参赛队人员要遵守竞赛日程安排，如遇特殊情况请与赛项组委会联系。

③ 参赛人员要服从大赛统一安排。

④ 请妥善保管自身财物。

⑤ 参赛队入住的宾馆由大赛接待组统一安排，费用自理。

⑥ 餐饮方面，比赛当天领队、参赛选手午餐和晚餐由大赛组委会免费提供，其他用餐请参赛院校自行安排。

附录二　NANDA-1 235 项护理诊断一览表

领域 1：健康促进（Health Promotion）

类别 1：健康意识（Health awareness）

*缺乏娱乐活动（Deficient diversional activity）

*久坐的生活方式（Sedentary lifestyle）

类别 2：健康管理（Health management）

*老年综合征（Frail elderly syndrome）

*有老年综合征的危险（Risk for frail elderly syndrome）

*缺乏社区保健（Deficient community health）

*风险倾向的健康行为（Risk-prone health behavior）

*健康维持无效（Ineffective health maintenance）

*健康管理无效（Ineffective health management）

*有健康管理改善的趋势（Readiness for enhanced health management）

*家庭健康管理无效（Ineffective family health management）

*不依从行为（Noncompliance）

*防护无效（Ineffective protection）

领域 2：营养（Nutrition）

类别 1：摄入（Ingestion）

*母乳不足（Insufficient breast milk）

*母乳喂养无效（Ineffective breastfeeding）

*母乳喂养中断（Interrupted breastfeeding）

*有母乳喂养改善的趋势（Readiness for enhanced breastfeeding）

*无效性婴儿喂养型态（Ineffective infant feeding pattern）

*营养失调：低于机体需要量（Imbalanced nutrition：less than body requirements）

*有营养改善的趋势（Readiness for enhanced nutrition）

*肥胖（Obesity）

*超重（Overweight）

*有超重的危险（Risk for overweight）

*吞咽障碍（Impaired swallowing）

类别 4：代谢（Metabolism）

*有血糖不稳定的危险（Risk for unstable blood glucose level）

*新生儿黄疸（Neonatal jaundice）

*有新生儿黄疸的危险（Risk for neonatal jaundice）

*有肝功能受损的危险（Risk for impaired liver function）

类别 5：水电解质（Hydration）

*有电解质失衡的危险（Risk for electrolyte imbalance）

*有体液平衡改善的趋势（Readiness for enhanced fluid balance）

*体液不足（Deficient fluid volume）

*有体液不足的危险（Risk for deficient fluid volume）

*体液过多（Excess fluid volume）

*有体液失衡的危险（Risk for imbalanced fluid volume）

领域 3：排泄（Elimination and Exchange）

类别 1：泌尿功能（Urinary function）

*排尿障碍（Impaired urinary elimination）

*有排尿功能改善的趋势（Readiness for enhanced urinary elimination）

*功能性尿失禁（Functional urinary incontinence）

*溢出性尿失禁（Overflow urinary incontinence）

*反射性尿失禁（Reflex urinary incontinence）

*压力性尿失禁（Stress urinary incontinence）

*急迫性尿失禁（Urge urinary incontinence）

*有急迫性尿失禁的危险（Risk for Urge urinary incontinence）

*尿潴留（Urinary retention）

类别 2：胃肠功能（Gastrointestinal function）

*便秘（Constipation）

*有便秘的危险（Risk for constipation）

*慢性功能性便秘（Chronic functional constipation）

*有慢性功能性便秘的危险（Risk for Chronic functional constipation）

*感知性便秘（Perceived constipation）

*腹泻（Diarrhea）

*胃肠动力失调（Dysfunctional gastrointestinal motility）

*有胃肠动力失调的危险（Risk for dysfunctional gastrointestinal motility）

*排便失禁（Bowel incontinence）

类别 4：呼吸功能（Respiratory function）

*气体交换障碍（Impaired gas exchange）

领域 4：活动/休息（Activity/Rest）

类别 1：睡眠/休息（Sleep/Rest）

*失眠（Insomnia）

*睡眠剥夺（Sleep deprivation）

*有睡眠改善的趋势（Readiness for enhanced sleep）

*睡眠型态紊乱（Disturbed sleep pattern）

类别 2：活动/锻炼（Activity/exercise）

*有废用综合症的危险（Risk for disuse syndrome）

*床上活动障碍（Impaired bed mobility）

*躯体活动障碍（Impaired physical mobility）

*借助轮椅活动障碍（Impaired wheelchair mobility）

*坐起障碍（Impaired sitting）

*站立障碍（Impaired standing）

*移动能力障碍（Impaired transfer ability）

类别 3：能量平衡（Energy balance）

*疲乏（Fatigue）

*游走状态（Wandering）

类别 4：心血管/呼吸反应（Cardiovascular/pulmonary responses）

*活动无耐力（Activity intolerance）

*有活动无耐力的危险（Risk for activity intolerance）

*低效学呼吸型态（Ineffective breathing pattern）

*心输出量减少（Decreased cardiac output）

*有心输出量减少的危险（Risk for decreased cardiac output）

*有心血管功能受损的危险（Risk for impaired cardiovascular function）

*有胃肠道灌注无效的无效（Risk for ineffective gastrointestinal perfusion）

*有肾脏灌注无效的危险（Risk for ineffective renal perfusion）

*自主呼吸障碍（Impaired spontaneous ventilation）

*有心脏组织灌注不足的危险（Risk for decreased cardiac tissue perfusion）

*有脑组织灌注不足的危险（Risk for ineffective cerebral tissue perfusion）

*外周组织灌注无效（ineffective peripheral tissue perfusion）

*有外周组织灌注无效的危险（Risk for ineffective peripheral tissue perfusion）

*呼吸机依赖（Dysfunctional ventilatory weaning response）

类别 5：自我照护（Self-care）

*持家能力障碍（Impaired home maintenance）

*沐浴自理缺陷（Bathing self-care deficit）

*穿着自理缺陷（Dressing self-care deficit）

*进食自理缺陷（Feeding self-care deficit）

*如厕自理缺陷（Toileting self-care deficit）

*有自理能力增强的趋势（Readiness for enhanced self-care）

*自我忽视（Self-neglect）

领域 5：感知/认知（Perception/Cognition）

类别 1：注意力（Attention）

*单侧身体忽视（Unilateral neglect）

类别 4：认知（Cognition）

*急性意识障碍（Acute confusion）

*有急性意识障碍的危险（Risk for acute confusion）

*慢性意识障碍（Chronic confusion）

*情绪控制失调（Labile emotional control）

*冲动控制无效（Ineffective impulse control）

*知识缺乏（Deficient knowledge）

*有知识增进的趋势（Readiness for enhanced knowledge）

*记忆功能障碍（Impaired memory）

类别 5：沟通（Communication）

*有沟通改善的趋势（Readiness for enhanced communication）

*语言沟通障碍（Impaired verbal communication）

领域 6：自我感知（Self-concept）

类别 1：自我概念（Self-Perception）

*有希望增强的趋势（Readiness for enhanced hope）

*无望感（Hopelessness）

*有个人尊严受损的危险（Risk for compromised human dignity）

*自我认同紊乱（Disturbed personal identity）

*有自我认同紊乱的危险（Risk for disturbed personal identity）

*有自我概念改善的趋势（Readiness for enhanced self-concept）

类别 2：自尊（Self-esteem）

*长期低自尊（Chronic low self-esteem）

*有长期低自尊的危险（Risk for chronic low self-esteem）

*情境性低自尊（Situational low self-esteem）

*有情境性低自尊的危险（Risk for Situational low self-esteem）

类别 3：体像（Body image）

*体像紊乱（Disturbed body image）

领域 7：角色关系（Role Relationships）

类别 1：照顾者角色（Caregiving roles）

*照顾者角色紧张（Caregiving role strain）

*有照顾者角色紧张的危险（Risk for Caregiving role strain）

*养育功能障碍（Impaired parenting）

*有养育功能改善的趋势（Readiness for enhanced parenting）

*有养育功能障碍的危险（Risk for impaired parenting）

类别2：家庭关系（Family relationships）

*有依附关系受损的危险（Risk for impaired attachment）

*家庭运作过程失常（Dysfunctional family processes）

*家庭运作过程改变（Interrupted family processes）

*有家庭运作过程改善的趋势（Readiness for enhanced family processes）

类别3：角色表现（Role performance）

*关系无效（Ineffective relationship）

*有关系改善的趋势（Readiness for enhanced relationship）

*有关系无效的危险（Risk for ineffective relationship）

*父母角色冲突（Parental role conflict）

*无效性角色行为（Ineffective role performance）

*社会交往障碍（Impaired social interaction）

领域8：性（Sexual function）

*性功能障碍（Sexual dysfunction）

*性生活型态无效（Ineffective sexuality pattern）

类别3：生殖（Reproduction）

*生育进程无效（Ineffective childbearing process）

*有生育进程改善的趋势（Readiness for enhanced childbearing process）

*有生育进程无效的危险（Risk for ineffective childbearing process）

*有母体与胎儿双方受干扰的危险（Risk for disturbed maternal-fetal dyad）

领域9：应对/应激耐受性（Coping/Stress Tolerance）

类别1：创伤后反应（Post-trauma responses）

*创伤后综合征（Post-trauma syndrome）

*有创伤后综合征的危险（Risk for post-trauma syndrome）

*强暴创伤综合征（Rape-trauma syndrome）

*迁移应激综合征（Relocation stress syndrome）

*有迁移应激综合征的危险（Risk for relocation stress syndrome）

类别2：应对反应（Coping responses）

*活动计划无效（Ineffective activity planning）

*有活动计划无效的危险（Risk for ineffective activity planning）

*焦虑（Anxiety）

*防卫性应对（Defensive coping）

*应对无效（Ineffective coping）

*有应对改善的趋势（Readiness for enhanced coping）

*社区应对无效（Ineffective community coping）

*有社区应对改善的趋势（Readiness for enhanced community coping）

*妥协性家庭应对（Compromised family coping）

*无能性家庭应对（Disabled family coping）

*有家庭应对改善的趋势（Readiness for enhanced family coping）

*对死亡的焦虑（Death anxiety）

*无效性否认（Ineffective denial）

*恐惧（Fear）

*悲伤（Grieving）

*复杂性悲伤（Complicated grieving）

*有复杂性悲伤的危险（Risk for complicated grieving）

*情绪调控受损（Impaired mood regulation）

*有能力增强的趋势（Readiness for enhanced power）

*无能为力感（Powerlessness）

*有无能为力感的危险（Risk for powerlessness）

*恢复能力障碍（Impaired resilience）

*有恢复能力增强的趋势（Readiness for enhanced resilience）

*有恢复能力障碍的危险（Risk for impaired resilience）

*持续性悲伤（Chronic sorrow）

*压力负荷过重（Stress overload）

类别3：神经行为应激（Neurobehavioral stress）

*颅内适应能力降低（Decreased intracranial adaptive capacity）

*自主反射失调（Autonomic dysreflexia）

*有自主反射失调的危险（Risk for autonomic dysreflexia）

*婴儿行为紊乱（Disorganized infant behavior）

*有婴儿行为调节改善的趋势（Readiness for enhanced organized infant behavior）

*有婴儿行为紊乱的危险（Risk for disorganized infant behavior）

领域10：生活准则（Life Principles）

类别2：信念（Values）

*有精神安适增进的趋势（Readiness for enhanced spiritual well-being）

类别3：价值/信念/行为一致性（Value/belief/action congruence）

*有决策能力增强的趋势（Readiness for enhanced decision-making）

*抉择冲突（Decisional conflict）

*独立决策能力减弱（Impaired emancipated decision-making）

*有独立决策能力增强的趋势（Readiness for enhanced emancipated decision-making）

*有独立决策能力减弱的危险（Risk for impaired emancipated decision-making）

*道德困扰（Moral distress）

*宗教信仰减弱（Impaired religiosity）

*有宗教信仰增强的趋势（Readiness for enhanced religiosity）

*有宗教信仰减弱的危险（Risk for impaired religiosity）

*精神困扰（Spiritual distress）

*有精神困扰的危险（Risk for spiritual distress）

领域 11：安全/防护（Safety/Protection）

类别 1：感染（Infection）

*有感染的危险（Risk for infection）

类别 2：身体损伤（Physical injury）

*清理呼吸道无效（Ineffective airway clearance）

*有误吸的危险（Risk for aspiration）

*有出血的危险（Risk for bleeding）

*有干眼症的危险（Risk for dry eye）

*有跌倒的危险（Risk for falls）

*有受伤的危险（Risk for injury）

*有角膜受损的危险（Risk for corneal injury）

*有手术期体位性损伤的危险（Risk for perioperative positioning injury）

*有热损伤的危险（Risk for thermal injury）

*有尿道损伤的危险（Risk for urinary tract injury）

*牙齿受损（Impaired dentition）

*口腔黏膜受损（Impaired oral mucous membrane）

*有口腔黏膜受损的危险（Risk for impaired oral mucous membrane）

*有外周神经血管功能障碍的危险（Risk for peripheral neurovascular dysfunction）

*有压疮的危险（Risk for pressure ulcer）

*有休克的危险（Risk for shock）

*皮肤完整性受损（Impaired skin integrity）

*有皮肤完整性受损的危险（Risk for impaired skin integrity）

*有婴儿猝死综合征的危险（Risk for sudden infant death syndrome）

*有窒息的危险（Risk for suffocation）

*术后康复迟缓（Delayed surgical recovery）

*有术后康复迟缓的危险（Risk for delayed surgical recovery）

*组织完整性受损（Impaired tissue integrity）

*有组织完整性受损的危险（Risk for impaired tissue integrity）

*有创伤的危险（Risk for trauma）

*有血管损伤的危险（Risk for vascular trauma）

类别 3：暴力（Violence）

*有对他人施行暴力的危险（Risk for other-directed violence）

*有对自己施行暴力的危险（Risk for self-directed violence）

*自残（Self-mutilation）

*有自残的危险（Risk for self-mutilation）

有自杀的危险（Risk for suicide）

类别 4：环境污染（Environmental hazards）

*受污染（Contamination）

*有受污染的危险（Risk for contamination）

*有中毒的危险（Risk for poisoning）

类别 5：防护过程（Defensive processes）

*有碘造影剂不良反应的危险（Risk for adverse reaction to iodinated contrast media）

*有过敏反应的危险（Risk for allergy response）

*乳胶过敏反应（Latex allergy response）

*有乳胶过敏反应的危险（Risk for latex allergy response）

类别 6：体温调节（Thermoregulation）

*有体温失调的危险（Risk for imbalanced body temperature）

*体温过高（Hyperthermia）

*体温过低（Hypothermia）

*有体温过低的危险（Risk for hypothermia）

*有手术期体温过低的危险（Risk for perioperative hypothermia）

*体温调节无效（Ineffective thermoregulation）

领域 12：舒适（Comfort）

类别 1：身体舒适（Physical comfort）

*舒适度减弱（Impaired comfort）

*有舒适增进的趋势（Readiness for enhanced comfort）

*恶心（Nausea）

*急性疼痛（Acute pain）

*慢性疼痛（Chronic pain）

*分娩疼痛（Labor pain）

*慢性疼痛综合征（Chronic pain syndrome）

类别 2：环境舒适（Environmental comfort）

*同类别 1 中第 1、2 项

类别 3：社会舒适（Social comfort）

*含类别 1 中第 1、2 项

*有孤独的危险（Risk for loneliness）

*社交孤立（Social isolation）

领域 13：成长/发展（Growth/Development）

类别 1：成长（Growth）

*有生长比例失调的危险（Risk for disproportionate growth）

类别2：发展（Development）

*有发展迟缓的危险（Risk for delayed development）

（注：各领域中暂无相应护理诊断的类别未列出）

（摘自 Herdman TH，Kamitsuru S（Eds.）.NANDA International NursingDefinitions：
Definitions&Classification2015-2017.10rh.[M].Oxford，UK：Wiley Blackwell，2014.）

附录三　常见医护合作处理的问题

1. 潜在并发症：心血管系统
*局部缺血性溃疡
*心输出量减少
*心律失常
*肺水肿
*心源性休克
*深静脉血栓形成
*血容量减少性休克
*外周血液灌注不足
*高血压
*先天性心脏病
*心绞痛
*心内膜炎
*肺栓塞
*脊髓休克

2. 潜在并发症：呼吸系统
*低氧血症
*肺不张/肺炎
*支气管狭窄
*胸腔积液
*呼吸机依赖性呼吸
*气胸
*喉水肿

3. 潜在并发症：泌尿系统
*急性尿潴留
*肾灌注不足
*膀胱穿孔
*肾结石

4. 潜在并发症：消化系统
*肠麻痹性梗阻/小肠梗阻

*肝功能异常

*高胆红素血症

*内脏切除术

*肝脾大

*柯林氏溃疡

*腹水

*胃肠出血

5. 潜在并发症：代谢/免疫/造血系统

*低血糖/高血糖

*负氮平衡

*电解质紊乱

*甲状腺功能障碍

*体温过低（严重的）

*体温过高（严重的）

*败血症

*酸中毒（代谢性、呼吸性）

*碱中毒（代谢性、呼吸性）

*甲状腺功能减退/甲状腺功能亢进

*变态反应

*供体组织排斥反应

*肾上腺功能不全

*贫血

*血小板减少

*免疫缺陷

*红细胞增多

*镰状细胞危象

*弥散性血管内凝血

6. 潜在并发症：神经/感觉系统

*颅内压增高

*中风

*癫痫

*脊髓压迫症

*重度抑郁症

*脑膜炎

*脑神经损伤（特定性）

*瘫痪

*外周神经损伤

*眼压增高
*角膜溃疡
*神经系统疾病

7. 潜在并发症：肌肉/骨骼系统

*骨质疏松
*腔隙综合征
*关节脱位
*病理性骨折

8. 潜在并发症：生殖系统

*胎儿窘迫
*产后出血
*妊娠高血压
*月经过多
*月经频繁
*梅毒
*产前出血
*早产

9. 潜在并发症：多系统

10. 潜在并发症：药物治疗副作用

*肾上腺皮质激素治疗的副作用
*抗焦虑治疗的副作用
*抗心律失常治疗的副作用
*抗凝治疗的副作用
*抗惊厥治疗的副作用
*抗抑郁治疗的副作用
*抗高血压治疗的副作用
*β-肾上腺素能阻断治疗的副作用
*钙离子通道阻断治疗的副作用
*血管紧张素转换酶治疗的副作用

参考文献

[1] 薛梅. 护理临床思维及技能综合应用[M]. 北京：中国医药科技出版社，2015.

[2] 江智霞，王万玲，张咏梅. 护理技能实训与综合性设计性实验[M]. 北京：人民军医出版社，2015.

[3] 尤黎明，吴瑛. 内科护理学[M]. 北京：人民卫生出版社，2017.

[4] 李乐之. 外科护理学[M]. 北京：人民卫生出版社，2017.

[5] 安力彬，陆虹. 妇产科护理学[M]. 北京：人民卫生出版社，2017.

[6] 崔焱. 儿科护理学[M]. 北京：人民卫生出版社，2017.

[7] 李小寒. 基础护理学[M]. 北京：人民卫生出版社，2017.

[8] 徐波. 临床肿瘤护理学[M]. 北京：人民卫生出版社，2017.

[9] 席淑新，赵佛荣. 眼耳鼻咽喉口腔科护理学[M]. 北京：人民卫生出版社，2017.

[10] 张波，桂莉. 急危重症护理学[M]. 北京：人民卫生出版社，2017.

[11] 沈翠珍. 护理综合技能实训[M]. 北京：人民卫生出版社，2017.

[12] 孙玉梅，张立力. 健康评估[M]. 北京：人民卫生出版社，2017.

[13] 张春舫，王博玉. 护理"三基"技能操作考核评分标准[M]. 北京：科学出版社，2018.

[14] 张洪君. 常用基础护理技能操作[M]. 北京：北京大学医学出版社，2018.

[15] 胡秀英. 临床技能培训丛书·医护技实践技能操作手册[M]. 北京：人民卫生出版社，2017.

[16] 李冰，陆柳雪，李丹. 护理技能操作标准与语言沟通[M]. 北京：人民军医出版社，2015.

[17] 罗艳华，岑慧红. 护理技能操作与临床思维[M]. 北京：人民卫生出版社，2017.

[18] 张洪君，李葆华，胡晋平. 常见基础护理技能操作[M]. 北京：北京医科大学出版社，2018.

[19] 皮慧敏，田莉，魏莉. 基础护理操作技能图解（修订版）[M]. 北京：清华大学出版社，2018.

[20] 郭锦丽，王香莉. 专科护理操作流程及考核标准[M]. 北京：科学技术文献出版社，2017.

[21] 万丽红，陈妙霞. 基础护理学基本技能（汉英对照）[M]. 广东：广东科技出版社，2017.

[22] （美）佩里，（美）波特. 护理技能与操作程序[M]. 7版. 任辉，张翠华，译. 北京：人民军医出版社，2015.